本当はあまり知られていないダウン症のはなし

ダウン症は「わかって」いない

玉井邦夫 著

神奈川LD協会

刊行にあたって

一昨年発行した「知識の森シリーズ」の2冊目をお届けします。

今回は、当協会主催のセミナーで玉井邦夫先生にご講演いただいた内容をまとめさせていただきました。ダウン症の研究・解明のプロセス、さらには出生前診断の問題点や、そこから見えてくる社会の考え方など、幅広い視点からお話しされています。

玉井先生は大学で臨床心理学を指導・研究するかたわら、公益財団法人日本ダウン症協会の代表理事としてダウン症の啓発活動に長年たずさわってこられました。そして、数多くのダウン症のある方々やご家族と関わる中で、人生の折々に、また日常の生活でダウン症の本人や家族の方々が直面するさまざまな課題に向き合ってこられました。

先生ご自身も、ダウン症の息子さんの子育てを通してさまざまな体験をされてこられました。その体験から得られたものが実感をこめて随所にちりばめられており、ときにダウン症のある子どもの目からは、社会や私たちはどのように見えるのか、具体的な事例をあげて解説されています。
ダウン症のあるお子さんをおもちの保護者や支援者にとって、本書は思い悩んだときに道標ともなる適切なアドバイスや示唆であふれています。同時に、ダウン症にとどまらない障害というもの全体についての根本的な捉え方を再確認していくための書としても価値のある一冊となっています。

公益社団法人 神奈川学習障害教育研究協会

目次

第1章

本当はあまり知られていない
ダウン症のはなし

ダウン症のことは「わかって」いない

公益財団法人日本ダウン症協会の代表理事を務めて約20年になります。当事者団体の代表をしていると、いろいろな情報が集まってきて、ダウン症をめぐって世の中がどのように動いているかがわかります。

今回は、ダウン症がどのように研究、解明されてきているのか、さらにダウン症をめぐって現在の社会がどんな考え方をしているのかということをお話しさせていただきます。その中で、障害のある人々や子どもたち、あるいは高齢者を含めて、自分で自分の生活を完全にはコントロールできない人たちがいたときに、どんな社会をつくったらよいのだろうかということを、一緒に考えていただければと思います。

作業所で働く支援者の方々とお話しする機会が多いのですが、「ダウン症の人は対応が難しいですね」という声をよく耳にします。ダウン症は染色体の異常が原因だということは昔からわかっていましたが、対応が難しいとは思われていませんでした。ダウン症の人はたくさんいて、確かに各人に共通項も多いのですが、21番染色体が3倍体（21トリソミー）になると、なぜあのような症状になるのかということは誰も教えてくれません。

実際の解明につながっていない一番の理由は、成人期のダウン症の方々の姿が社会から見えなかったということにあります。40歳、50歳という年齢になっても地域の中で生きられる時代がきたのはこの10〜15年ぐらいのことです。かつては、20歳を過ぎると大規模入所施設で生活するのが当たり前でした。そこで、支援センターや作業所の職員など地域の中で初めて対応し始めた方たちが、ダウン症の人は対人関係がよくて天使のような人だと聞いていたのに、どうしてこんなに支援が難しいのだろうと、いわば「期待」を裏切られるという事態が次々と起きてきました。

この「天使」という形容は常にダウン症についてまわります。実際、日本ダウン症協会に加盟している51の支部の中にも、天使やエンジェルという名前を支部名に冠しているところがいくつもあり、諸外国をみても同様です。啓発のためにつくるカレンダーなども、12か月のうち11か月は子どもの写真であり、成人期のダウン症の人が登場することはありません。それぐらい子どもの時期はたいへん愛くるしい表情をしています。米国に『天国の特別な子ども』という有名な詩があります。天国で会議が開かれ、神様が天使を集めて「今度生まれてくる子どもは特別な子です。普通の親のところには届けられません。この子を育てられる本当にしっかりした親御さんを探してきなさい」と言います。「その結果あなたが選ばれて、ダウン症の子どもが生まれたのよ」という詩なのですが、この詩がダウン症の子をもった親の大きな価値観の転換につながるのは、キリスト教が根底にある欧米だからともいえます。自分はこの子を育てるのが神から与えられたミッションなのだという観点に立っていると、スペシャルな子どもが来るのは神が自分にその使命を与えたのだと理解できるのです。

ところが、この詩を日本の価値観に照らし合わせると違って受けとられます。今までは健常児のほうが障害児より価値が高いと思っていたけれど、この詩を読んだら障害児のほうが価値が高いという気がしてきたといったシーソーの傾きを変える役割しか果たしません。同じようなことが障害児教育についてもいえます。20年近く障害児教育の教員養成をしていて非常に違和感をもったのが、障害児教育こそ教育であるというスローガンでした。障害のある子を教育してどうなるのかという世間の目に対して打ち出している姿勢ですが、シーソー自体を動かさず、シーソーに乗せたまま傾きをどちらにするかの違いでしかないのです。

話は戻りますが、天使という言葉をダウン症の代名詞に使ってほしくはありません。実際、どこが天使か⁉　と思うようなことが毎日繰り返されます。急げと言えば遅くなりますし、こちらの気持ちをよく読んでいます。非常に人間的です。ですから、天使というふうに画一的にカテゴライズしてしまうのはよくないと思っています。ダウン症には頑固とか臆病といった共通の性格特性があるということも、20年ぐらい前の本には当たり前に書かれていましたが、最近の研究でははっきりと、共通の性格特性はないといわれています。ただ、共通の運動特性や認知の特性、記憶の特性はあるとされており、ある程度行動特性が似てくることから、結果的に性格特性があるといわれていたと考えられます。

ダウン症の大きな併発症の一つに心疾患があります。中でも一番多いのが心室中隔欠損で、それに対する根治的な治療手術が始まったのは40年ぐらい前のことです。ところが、推進してきたドクターたちに聞くと、当初はきわめて実験的な手術だったため、この手術を施した心臓が40年たってどうなるのかというデータはまだ出ておらず、いよいよその人たちが40歳代に入り、どんな生活が維持できるのか、解明はこれからなのだというのです。すでに成り立っていると思われている技術ですらそういう段階ですので、早期療育のあり方に関しても評価はこれからされてくるのだと思います。

いっときダウン症に関しては研究者が少なくなり、多くが自閉症のほうに向いていましたが、最近また若い研究者の中でダウン症をとりあげる方たちが出てきているのでありがたく思っています。彼らが、こうした問題に意欲的に取り組んでくれることを期待したいと思います。

基本的な知識

ダウン症の基本的な知識として、まず体格が標準を下回るという問題があります。自治体から発行される母子手帳には、身長・体重の標準曲線が描かれていますが、ダウン症の赤ちゃんの場合、かなりよい育ちをしていても平均マイナス２ＳＤ（標準偏差）の下のラインを行ったり来たりする成長なのです。これが保護者にとってはつらいもので、何とか標準の範疇に入ってほしいという思いから、せめて好きなものだけでも食べさせようとした結果、体重だけ標準曲線に入ってしまうということが起きます。そうなると、思春期・青年期以降は肥満という問題が非常に大きな課題となり、さまざまな面で生活の質に直結してきます。関節や足に支障をきたすと運動量の減退につながって悪影響を及ぼし、心臓にも負担がかかります。女の子の場合は肥満によって第二次性徴が早まってしまう傾向もありますので、少しでも遅いほうが自分で対処するスキルを準備できるともいえるでしょう。そうしたことからも、肥満への対策は小さいときからしっかりやっておかなければなりません。

ダウン症の子育て相談をしていると、3歳ぐらいまでで圧倒的に多いのが「食べてくれない」という訴えです。ご飯は何とか食べても他は食べないというものです。ダウン症の子はあご全体が小さいため歯が生えるのも遅く、あごの筋肉も弱いので、舌で上あごにご飯を押しつけ、すりつぶして飲み込むという食べ方をしています。ですから、すりつぶせない繊維質のものはなかなか食べられないということになります。そぼろご飯のようなものは大好きですが、魚や野菜類は敬遠します。ところが20歳を過ぎると、8割方の相談が「食べるのをやめないのです。過食でしょうか」という内容に変わってきます。咀嚼《そしゃく》が下手なため、なかなか満足感が得られず、いきおい食べる量が多くなるわけです。カレーなどは飲みものというような状態になってきます。では、どうやってしっかり噛ませるかというと、大人になってからでは難しいので、子どもの頃からたくさんの食材を小さくして口に入れるなどして工夫し、根気よく食べさせるしかないのです。また、運動をきちんとする、生活のリズムを整えるなど全体を見まわした対策が肝心です。

30歳を越える頃になると、ようやく本人たちが肥満対策の必要性を自覚し始めます。ダイエットに成功するダウン症の方をみると、だいたい30歳代後半から40歳代。その原動力は何かといえば、たとえば、かっこいい服が着たいといった「見栄」なのです。こうした欲求をもつことは、自分の体を管理するうえでとても大切です。日本では男女を問わず知的障害のある人は上下ジャージを着ているというイメージがありますが、私はこれを好ましく思いません。性的な被害にあう障害者のケースを見ると、ジャージなどルーズな服装でいた場合にははるかに確率が高くなっています。見た目をきちんとしていることは大事で、太っていてもそれなりにどういう服が似合うか、ふだんから気を配っていれば、本人たちが体型を気にし始めたときの手助けにもなるかもしれません。

筋力が弱いということもよく知られています。長時間同じ姿勢を続けるのが苦手です。それでも、日本舞踊をやっている人を見るとピシッと止まる姿勢が保てますし、鍛練すればそれなりに筋力はついてきます。習い事の範囲も広がり、新体操をやっている子もいれば、スイミングも当たり前にやっています。小さいころから背筋を鍛えられているのだと思われます。ここ10年ぐらいで出会うダウン症の人たちの姿勢が比較的よいのは、早期療育が確実に効果をあげているからだと感じさせられます。

併発症についてはさまざまあって、すべての診療科目にまたがるといっても間違いありません。その中でも非常に多いのが聴覚障害です。どの段階から難聴とするかで違ってきますが、全体としては3〜7割で推移しているところです。

視力に関してはいろいろな問題があります。筋肉が弱いために斜視が起きてしまう場合には、きちんとした矯正をしないと片方の視力が全然出ないまま常に一方の目だけで見るといった状態になることもあります。白内障や緑内障も併発率が高いのですが、進行性のものでないことも多くあります。眼鏡によって視力を上げることが難しいタイプの白内障障害もあり、本人たちは勘で作業をこなしているのか、視力検査をすると0・5を切るぐらいの方も多く見られます。

血液疾患は、心臓と共に死亡原因となる可能性が高い併発症で、代表的なのは白血病です。生まれて数年、あるいは10歳代で命を落とされることもあり、ダウン症の方の平均寿命は短いといわれてきました。20年ぐらい前の疫学的調査では54歳でしたが、今は推定で60歳代に届いているといわれます。日本人の全国平均に比べれば短いですが、親の視点でみた場合、平均して60歳まで生きる子どもたちをはたして短いといえるでしょうか。ダウン症の代名詞ともなっていた短命という形容ですが、そろそろやめたほうがよい状況になってきていると思います。

次に、運動機能についていえば「速く」が苦手です。ダウン症の研究を精力的に進めていらっしゃる東京学芸大学の橋本創一先生が興味深いことをおっしゃっていました。自閉症の子とダウン症の子に同じ指示を出します。お盆にコップを置き、水をコップのふちすれすれに満たした状態にして、向こうにいる人のところまで、できるだけ急いでこぼさないように運んでほしい。そうすると自閉症の子は〝こぼさないで〟という指示を無視して急いだため水が全部こぼれてしまい、ダウン症の子は〝できるだけ急いで〟という指示を無視してそーっと歩いていったというのです。このお話を聞いて、いかにもと思いました。機敏な動作に苦手意識が強いのです。かといって体を動かすのが嫌いかというと、そんなことはなくてダンスなどは大好きです。それならもっとテキパキ動けばよいのにと思いますが、本人がのらない活動になると目に見えて遅くなります。ただし指示する相手への好き嫌いが大きく、好きな人が指示したことには嬉々として動きます。

学校から、巡回相談やケース会議への参加を依頼されることがしばしばあります。中には、事態は非常に深刻だけれど、事情を知れば単純だというケースも多々あります。それは、ひとことで言えば、この子は先生のことが嫌いだから言うことを聞かないのですよ、というものです。実際、先生が思い悩んで一週間休んでいたときに、他の先生が入れ代わり立ち代わり入って見ていると、積極的に掃除をしていたり、下級生の面倒をみたり、それはよく動いているのです。ところが嫌いな先生が学校に出てきたとたん、頑として動かなくなります。これは、この子の特性というより関係性の問題なのです。先生が悪いということではありませんが、関係性がよくないことは認めたほうがよいと思います。むしろ、あなたは私のことを嫌いかもしれないけれど、私もあなたのことは好きではないよ、と正直に伝えて、そこから関係性が始まることもあります。嫌いな気持ちを押し隠して私はあなたのことが好きよと言っても通じません。どのチャンネルではかっているのかはわかりませんが、表面的にやっているということは察しがつきます。そのことは、たくさんのダウン症の子たちとつき合っているとわかってくるものです。一方で、ダウン症の子たちは面食いで、外見で判断しているなという面も見えてきます。学生ボランティアを選ばせると、間違いなく可愛い子やイケメンのところにいきます。しばらくつき合えば性格のよさがわかってなじんでいくのですが、とりあえずは見た目です。そのような矛盾したところをたくさんもっている人たちだということを、まず基本的な理解として頭に入れておいていただきたいと思います。

早期療育体制50年の中で

早期療育が始まってから50年になります。最初は北九州市立総合療育センターで、今でいうところの赤ちゃん体操的な関わりから始まりました。理学療法士によるリハビリテーションだけで、それから10年ほど遅れて、ダウン症の早期療育に言語聴覚療法の概念が入ってきます。その後さまざまな方法が試されましたが、現在はポーテージプログラム*1といわれているものが主流となっています。半世紀もたつと、どこに効果が出ているのかを評価できるようになります。ものの名称や概念を増やすことにはたいへん効果的であることがわかってきています。知覚と運動の協応は、いわゆるダンス、リトミック系の活動ですが、これをやった子とやらない子ではかなりの差が出るというほど、はっきりした効果があらわれています。

一方、さほど大きな効果があがらなかったのが文章理解です。とくに長文の理解です。それと、数概念、短期記憶があげられます。一瞬でどれだけたくさんのものを覚えられるかという短期記憶についてはあとでもふれますが、これはダウン症の人たちの認知特性の中で最大の課題の一つとなっています。ワーキングメモリー*2が少ないという特性がダウン症の人の言語発達に大きな影響を与えていることから、それを加味して育てなければいけないのではといわれ出したのがここ数年のことです。

療育の効果というのは明らかに相乗的なところがあります。図1（23ページ）を見てみると、よくわかります。おそらく日本で初めてまとめられた早期療育に関する予後調査です。ずいぶん古いデータとなりますが、北九州市立総合療育センターで初期の5年ぐらい早期療育を受けていた子どもたちが黒丸印、受けていない子どもが白丸印、スラッシュが

＊1　**ポーテージプログラム**……アメリカ合衆国ウィスコンシン州ポーテージで開発された「発達遅滞乳幼児のための早期教育プログラム」。そのプログラムは1972年に『ポーテージ早期療育ガイド』として刊行された。（日本ポーテージ協会 http://www.ne.jp/asahi/portage/japan/aboutpro1.htm）

＊2　**ワーキングメモリー**……作業記憶あるいは作動記憶と訳される。問題解決に必要なさまざまな情報を、一時的にストックしておくとともに解決に向けて組み合わせていく短期記憶のこと。短期記憶という用語は単に容量の大小を問題にするが、ワーキングメモリーといった場合には集めてきた情報をどう処理するかという機能も含まれている。

入っているのがモザイク型といって基本的に発達のよいダウン症の子どもです。横軸が始歩、縦軸が始語となります。この時点で行っていたリハビリは横軸の運動機能ですので、早期療育を受けている黒丸印のグループのほうが受けていない白丸印のグループよりも歩き出すのが早いのは当然です。

ただ、この図を見て歴然としているのは、話し出すのも黒丸印のグループのほうが早いということです。言葉の領域は基本的に関係ないはずですが、これをどう解釈するのか。一番ポジティブな解釈は次のようになります。運動面のリハビリをすることで歩き出しが早まり、それによって生活圏の拡大がより早い段階から可能になる。そのため運動発達のよい子は手の操作性も早くから身につき、複雑な動作も早い段階でできるようになり、結果的に概念の分化が進んで話し出しも早くなるという考え方です。手の操作は言語発達と密接な関係があるというのは言うまでもないことで、運動発達を促したことが間接的に言語発達も促すことになっていたということです。

現在の早期療育は多様で、多面的です。理学療法、作業療法、言語療法を一緒に組み合わせて提供していることも珍しくなく、**図1**のようなデータは逆に出てこなくなっています。ただ、療育の効果が相乗的だと捉えていくことは、初期の保護者支援では非常に大切

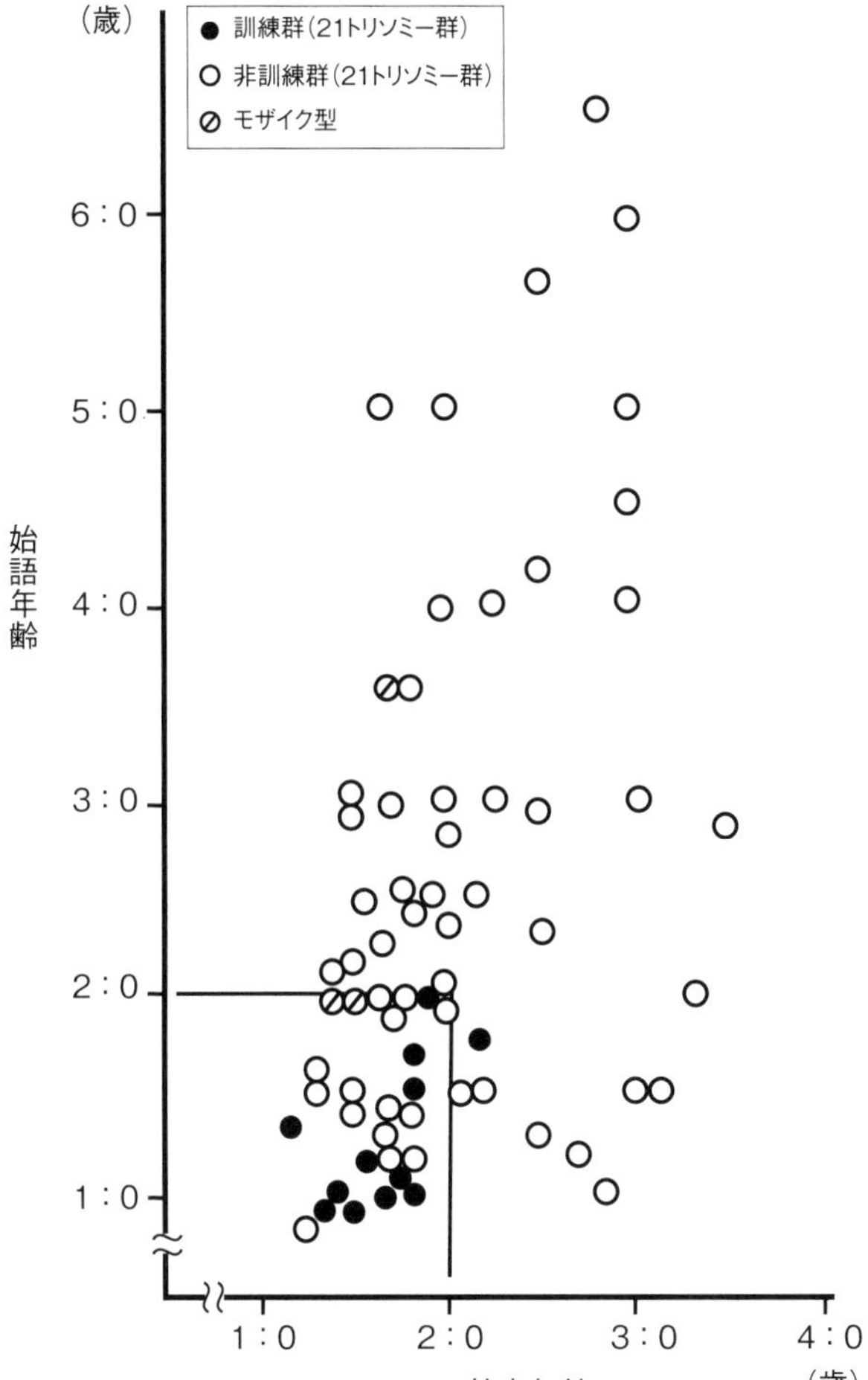

■図1　早期療育における予後調査

安藤忠責任編集　新版ダウン症児の育ち方・育て方　学研（2002）より

です。ダウン症は告知が早いうえ、訓練の方法があることを聞かされると、療育マニアになってしまう保護者がいます。月曜はポーテージ、火曜はスイミング、水曜は言葉の教室、木曜は乗馬をやらせる……というように。これでは本人は本当に疲れ切ってしまいます。個別の療育をたくさん組み合わせると、それだけ子どもを伸ばしてもらえるのではないかという感覚におちいってしまうというのは、ある意味では、専門家への依存ですね。たとえば、5か国語を一日に2時間ずつマンツーマンで教えていて、毎日の生活の中でその言葉を使う場を与えていないようなものです。そんな状態では会話力は身につきません。むしろ、1か国語、2か国語をじっくり教えてもらったら、ブロークンでもよいから実際に使える場をたくさん用意してあげたほうが生きた力になるということをわかっていただきたいです。療育というのは発達の例題を解いているだけで、その例題をどうやって練習問題にするかは日常の生活にかかっているのです。支援者の方は、「療育には相乗効果があるから焦らずにここに通っていればいいのだよ」と言って交通整理をしてあげてほしいです。

「知的障害」でくくりきれない特性

知的障害というとその境目として知能指数70という数字が出てきますが、その水準とい

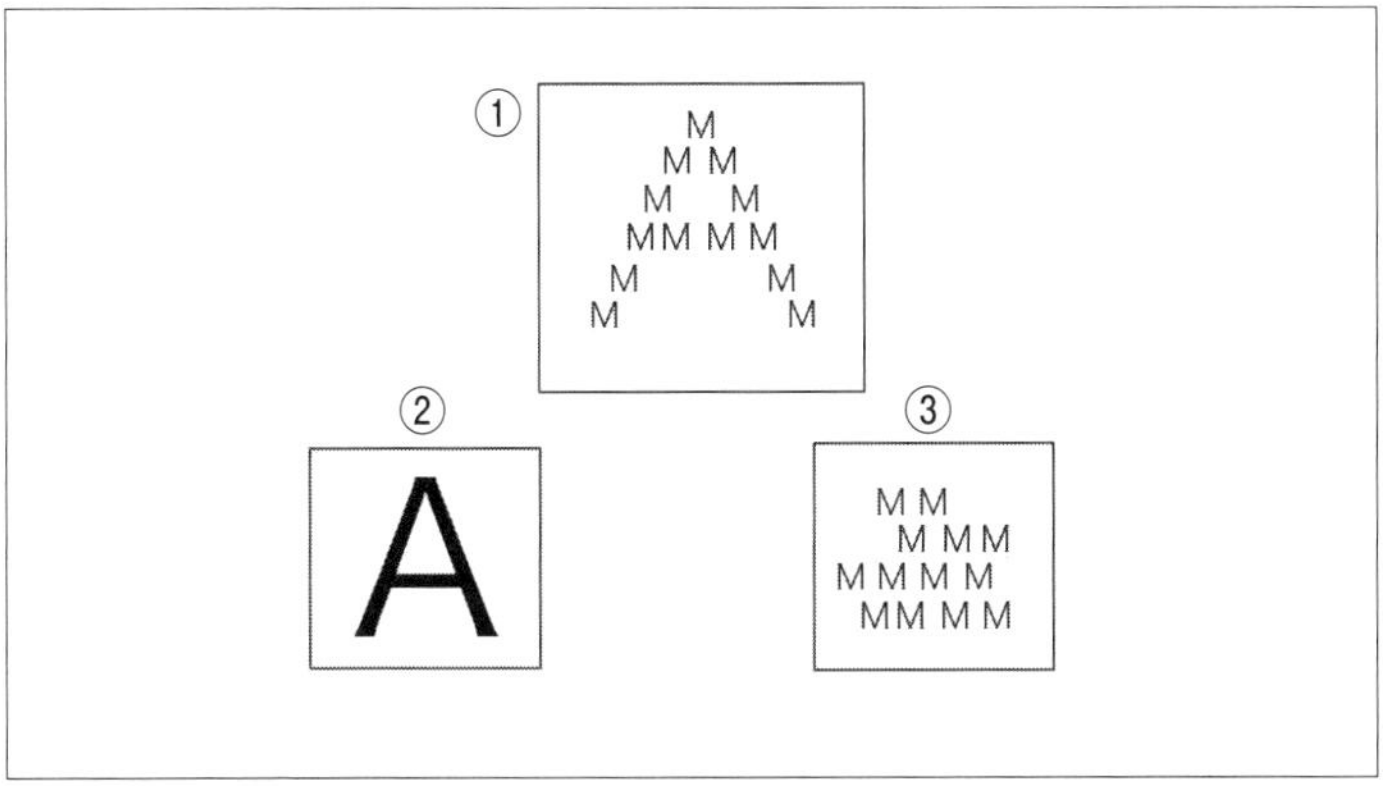

■**図２**　「知的障害」でくくりきれない特性（複数のＭとＡ）

うのは大雑把な目安にすぎず、実際の支援にそういった数字は役に立たないということは現場の方ならご承知のことと思います。

一つの例で見てみましょう。

まず、**図２**にある三つの図形のうち①の図形を見せます。Ａの形をしているという情報をグローバル情報といいます。それに対し、個々の要素がＭで、このアルファベットが集まっている情報をローカル情報といいます。全体的な情報と局地的な情報ということになりますが、この場合はＭの字でＡのパターンができているというふうに読み取ることが必要です。

たとえばこれを10秒間見せて、閉じたあとにどんな図形が描いてあったか思い出して「描いてみてください」と指示を出すと、左下の②を再生するタイプの子と、右下の③を再生するタイプの子に分かれます。要は、グローバル情報を優先的にキャッチして処理するのか、ローカル情報を優先的にキャッチして処理するのかという違いですが、おしなべてダウン症の人たちは左下②のグローバル情報をキャッチするほうが得意です。全体の雰囲気を察知するということにもつながっていますが、一番驚かされるのが帳尻を合わせる能力です。

私にもダウン症の子どももいますが、小学校に通っていたときに何度も経験したことです。運動会でお遊戯があります。高学年になると、一列ごと交互に立ったり座ったり、隊列移動したりと、かなり凝っていて難しいからできません。ウェーブのような動きでは一人だけ遅れてしまいます。周回遅れで合っても、また遅れます。曲が進行している中、いくつか前のアクションをやっているわけです。それで終盤に近づき心配して見ていると、最後の「ヤー！」というポーズだけは見事に合うのです。それができないタイプの知的障害の子が多い中で、途中のアクションは飛ばしても、決めポーズだけはそろえるという処理能力たるやダウン症の子の特殊な力だといえます。

一方で、学校や作業所ではときとして、こうした能力があるために周囲がごまかされてしまうことがあります。適切なお手本があるところではよくできていたことが、お手本がいなくなったとたんにできなくなるというものです。見よう見まねでやっていただけで、段取りがわかっていなかったわけです。たとえば、何年もやっている作業だからすっかりわかっていると思っていたら、1から10まで全体を機械的にわかっていただけで、一つひとつ工程に分けて理解すること（分節化）はまったくされていなかったという例もあります。途中から作業の工程を変えることになり、「ここまでは同じだけど次の作業もできるよね」と言われたものの、工程ごとに分けられた（分岐させた）作業になると急に混乱してしまうのです。

分節化して覚えていくとき、ある程度ローカルな情報処理をしなくてはならないのです。たとえば箱を折る作業のとき、「1から3までの手順は共通だけれど、こちらの箱を折るときだけは3から4の作業に変えましょう」となると、1から10までを一つの手続きとして機械的に覚えている人にとってはとても苦手です。なぜなら、先ほどの**図2-②**の全体情報のキャッチに偏り過ぎているからだということになるようです。一方、ローカル情報だけをキャッチするタイプも、これはこれで難しい問題があります。特定の要素や細部にこだわってしまうというのも多くの知的障害の人たちに見られる状態です。

たとえばカラオケに行ったときにも、こうした理解で納得することがあります。ダウン症の子たちはカラオケが大好きですが、リズミカルに動いているけれどメロディーをしっかり歌える子はいません。音程というのは、個々の要素の関係を捉えるというローカル情報（図2−③）ですが、反対に全体的な雰囲気にのって体を動かすというのは、グローバル情報（図2−②）ということになります。

ダウン症とウィリアム症候群

ウェクスラー式知能検査では、ある積み木模様を見せてから同じ形を思い出して描かせるものがあります。失敗するパターンは2通りに分かれます。細部の詰めは甘いけれども全体では形を構成するものと、形を構成すること自体に失敗するものという違いであらわれます。前者がダウン症の子によく出てくるパターンで、後者はウィリアム症候群といわれる人たちをはじめ知的障害のある子たちに概して起こりやすいパターンといえます。

ウィリアム症候群というのは希少な染色体疾患で、音楽的な才能のある方が多いといわれ、耳で聴いた音程をすぐに再生できるようです。しかし、細部の要素はしっかり取りこめるけれど、全体の形を構成するということが難しいのです。一方でダウン症の子は細部を捉えることはできなくても、積み木で全体の形を構成することは見てすぐにわかります。

そのあたりの違いを理解することは、授業の組み立てや作業の組み立て方を考えるうえで参考になると思われます。

記憶のモデル

記憶の領域というのは、基礎心理学の世界でも現在非常に論議が活発な分野です。「私とは何か?」、つまり私を私にしている拠り所は何なのかをつきつめていくと、最後は「記憶」と「感覚」にたどり着きます。

さて、記憶のモデルというものがあります。1968年につくられたアトキンソンモデルが今も骨格として使われていますが、基本的なイメージとしては情報処理システム、つまりパソコンだと思えばわかりやすいでしょう。

パソコンのディスプレイは、あるときはワープロに、あるときはインターネットのブラウザーに、あるときはお絵かきソフトに、あるときは写真を閲覧するソフトにもなります。それは、ハードディスクに格納されているアプリケーションが立ち上がってくるからです。今のパソコンはたくさんのアプリケーションを同時に立ち上げておいて、切り替えて利用することができます。昔のパソコンはプログラムを展開する場所（メモリ）がとても少なくて、

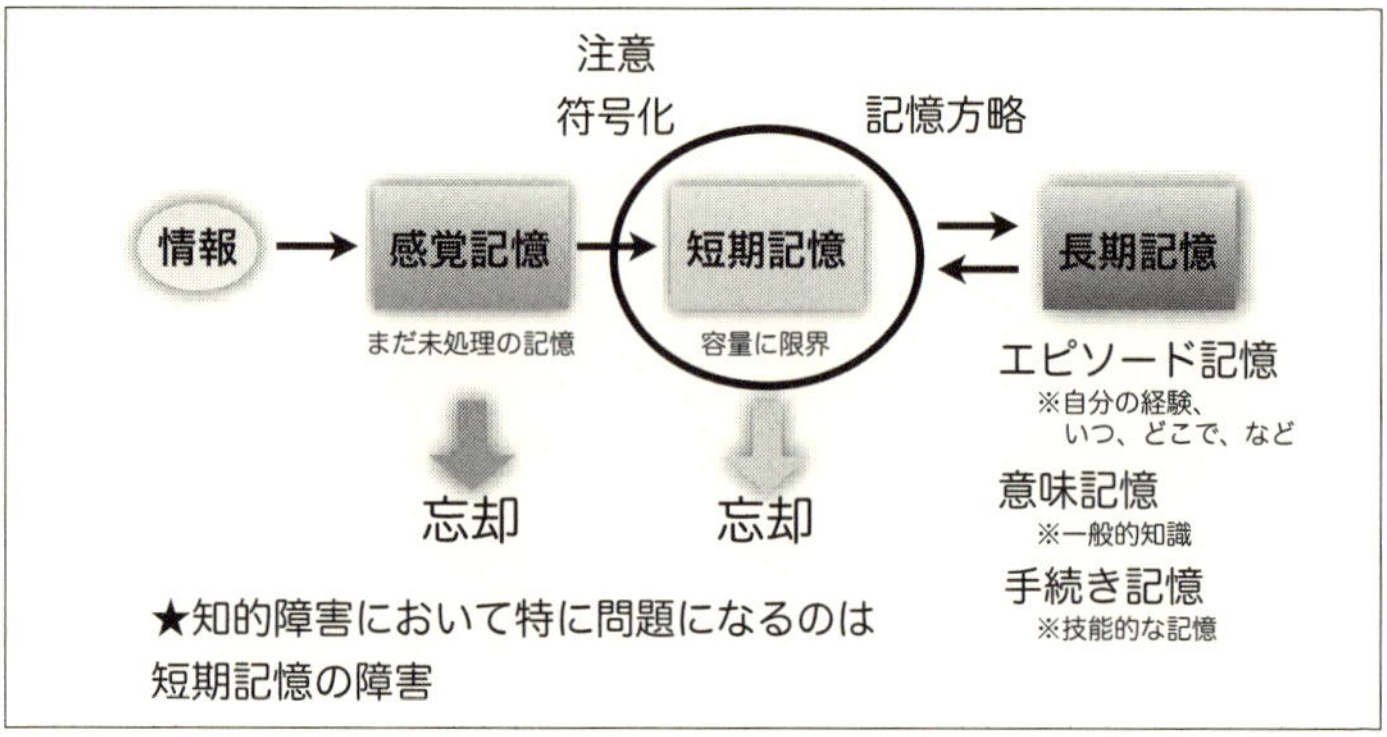

■図３　記憶のモデル

ワープロのあとに表計算をしようと思ったら、ワープロを終了しなければならず、一つの仕事しかできない機械だったのです。同時にできるようになるというのは、革命的なことでした。

図３のアトキンソンモデルでいう情報処理は、次のように考えます。まず、情報が入ってきます。初期段階は感覚記憶といって、認知的な処理が行われません。これをわかりやすいイメージでいえば、夢が覚めた直後と考えてもよいでしょう。おもしろい夢を見たあとに顔を洗ったりして意識が離れると、夢の内容は再生できなくなります。何かおもしろい夢を見たという感覚は残っているものの、それ以上は残らない、そういう状態です。

ところが、何らかの形で注意を向けることによって、その記憶はしばらく残ります。「何でディズニーランドの夢だったのかな？　最近行ってないのに……」、あるいは、「どうしてあの人が出てきたのだろう？」というふうに考えることで、しばらく記憶は残るのです。ただ、これはあくまで短期的な記憶（短期記憶）で、容量に限界があります。この短期記憶は常に入れ替わっていて、必要のない記憶は押し出されそのまま忘れられていきます。ただし、記憶方略[*3]を使えば長期的な記憶（長期記憶）に格納することができます。そうすれば、短期記憶からはじき出されても、必要なときに呼び出すことができます。

長期記憶というのは、何十万冊という蔵書がある図書館の書庫だと考えてください。それに対して、短期記憶というのは一人ひとりの利用者に与えられている閲覧テーブルなのです。たとえば、修学旅行の事前学習のために図書館に調べものに行き、地図、ガイドブック、時刻表などをそろえたとします。さまざまな資料をもってきても閲覧テーブルが狭ければ、地図帳を開いただけでテーブルはいっぱいになってしまいます。そこでガイドブックを

＊3　**記憶方略**……さまざまな情報を長期記憶に留めておくために用いられる記憶法。語呂合わせや、一連の数字を2桁ずつに区切って野球選手の背番号に見立てて記憶する、いくつもの出来事を因果関係で配列して記憶する、など。

開くと今度は地図帳が見えなくなるといった具合で、非常に効率の悪い作業になります。もしも閲覧テーブルが広ければ、地図帳を広げ、ガイドブックも開いたまま、さらにノートをおいてメモする余裕もうまれ、たいへん効率よく作業が進みます。つまり、長期記憶がどれだけあっても、短期記憶の容量に問題があると、情報処理や状況処理、認知処理をする際、極端に効率が下がるのだということを基本的な認識として頭に入れておいてください。

知的障害というのは、どうやら短期記憶に決定的な問題があるようで、長期記憶のほうではそれほど遜色はないだろうと最近はいわれています。といっても、まったく問題がないわけではありません。長期記憶には何パターンかあります。一つはエピソード記憶といって、いつ、どこで、誰と何をしたという、自分自身のストーリーとして覚えています。また、一般的に私たちが記憶と呼んでいる「意味記憶」があります。一つひとつの意味が概念によって分類されている状態のことです。野菜でいえば、パックされた調理済み食品のポテトサラダがエピソード記憶で、ジャガイモなどの個々の野菜は意味記憶です。ポテトサラダが食べたいときにパックされたポテトサラダはとても有効なのですが、他の用途でジャガイモを使いたいというときに、すでにできあがったポテトサラダからジャガイモだけ取り出すのは至難の業ですね。素材のままのジャガイモのほうがずっと使い勝手がよいのです。

つまり、高度な情報処理を行うときには意味記憶を用いるほうが処理能力が高いということになります。知的障害の人やダウン症の人は全般的に、エピソード記憶に頼って長期記憶を保っていることが多いようです。先述のとおり、ダウン症の人の知覚的処理の方法が全体的な処理のほうが優位になるということとも関係しているかもしれません。ですので、上手にエピソード記憶が刺激されると、ものの見事に記憶が再生できるのですが、それはいわば巻物的な記憶で、最後までそれを巻き取ってあげないと、なかなか次に展開していくことができません。その巻物ではなくて二つ目の巻物を見る必要があったとしても、閲覧テーブルが狭いとすぐに情報がいっぱいになるので、二つ目を開く余裕がなく、延々と読んでいるのです。

では、リセットするためにはどうしたらよいのでしょうか。別の閲覧テーブルに連れていくしかありません。日常の場面で見れば、関わる人が交代するとか状況が変わるなどすると、ぱっとリセットできたりします。同じ人がしつこく言ってもテコでも動かないという状況は、おそらく短期記憶の容量の小ささと、彼らが頼っているエピソード記憶的な記憶特性にあるのではないかと推測されます。

長期記憶にはもう一つ、手続き記憶というものがあります。これは技能的な記憶で、格納のシステムがまったく違うだろうといわれています。記憶の中枢は海馬にあるとされ、交通事故で海馬を損傷してしまうと、病院で目覚めたときに「ここはどこ？　私は誰？」という記憶障害の状況に陥ったりしますが、食事が出てくると自然に箸をとってご飯を食べようとします。こうやって使うものだということは覚えているのです。私たちにしても、自転車の乗り方というのは何十年たっても忘れません。記憶の格納システムが違うことで、ダウン症の人にとっても手続き記憶はしっかり入っていて、きちんと教えた技能はかなりの年数がたっても保持されています。

短期記憶の容量

知的障害において特に問題となるのは短期記憶の容量です。図4のグラフを見ると、健常群と大きな差があることがわかります。短期記憶の容量をはかる単位としてチャンクという言葉があります。チャンクというのは閲覧テーブルの情報をしまっておく箱のようなもので、この箱がいっぱいあるほどたくさんの情報を一時に展開できるというふうに考えてください。

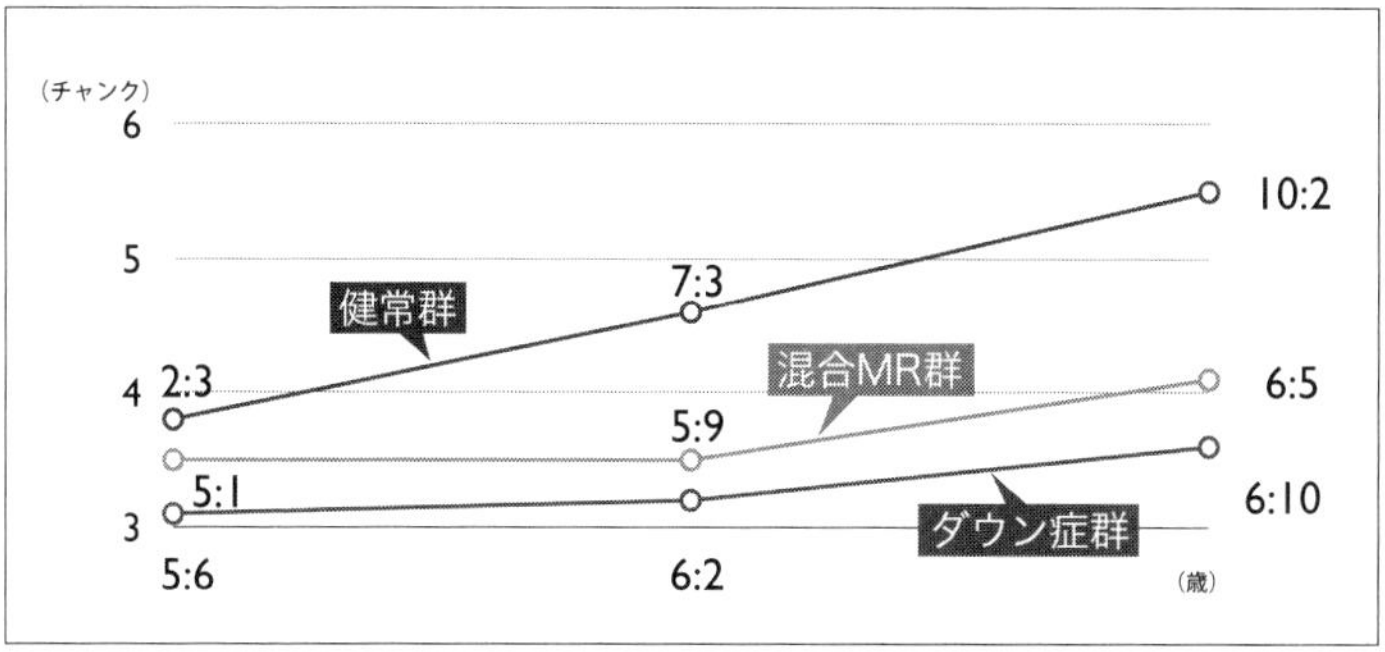

■図４　短期記憶の容量

短期記憶の容量は、健常者では7±2チャンクといわれています。これは洋の東西、男女を問わず、ほとんどの民族で平均が7となっています。そうなると11桁の携帯電話の番号はもう人間の記憶能力の限界を超えていることになります。しかし、実際には最初の3桁（090や050など）は一つの数字さえ覚えておけば両脇にゼロをつければよいだけなので、三つの数字を1チャンクとして処理しているのです。残りの8桁も、2桁ごとの単位で処理するなど工夫して、11桁を3〜5チャンクぐらいに圧縮する作業をしているのです。ですから、単純にチャンク数だけで情報量が決まっているのではなくて、記憶術などを用いながらどのように記憶していったらよいかという、記憶の使い方の部分がとても大切になってくるわけです。

1987年版の田中ビネー知能検査では、数唱課題*4

のところで、三数詞の復唱が3歳級、四数詞が5歳級、六数詞が13歳級と設定されています。検査をするときには意味をなさない無意味つづり[*5]をつくって機械的に聞かせて再生させています。たとえば5歳で4~5チャンクとありますが、5歳の子が四つか五つのものしか覚えられないかというと、実際の生活では違った力を発揮します。幼稚園や保育園の協力を得て大々的に買い物ごっこをしたときのことです。すき焼きをつくることになり、まず最初にどんな材料が入っているかを聞きました。牛肉、ねぎ、しらたき……「うちはお麩も入っているよ」「豆腐も焼いてあるのがあった」と次々に声があがります。次にどんな味付けをしているかと聞くと、砂糖、酒、醤油など、全部で15ぐらいあがりました。そこで買い物に行ってもらったところ、10品目ぐらいきちんと買うことができました。要は、意味のある連動ができてくると、チャンク数をはるかにしのぐ情報を処理できるということなのです。

図4のグラフの真ん中のラインは知的障害の子どもの一般群で、6歳を過ぎてようやく健常の子どもの2歳半ぐらいのチャンクに到達します。ところがダウン症の子どもを見ると、一般的な知的障害の子どもと比べても際立ってチャンク数が少ないのです。6歳10か月でようやく、一般の知的障害の子どもが5歳そこそこで到達するレベルに達します。な

ぜこれほど作業記憶の量が少なくなるのかはわかっていませんが、ワーキングメモリーをどのように有効に使わせるかは、ダウン症の子どもたちの認知的な早期療育では一種のキーポイントになっています。

次頁の**図5**の中に丸がいくつあるか、数えてみましょう。20個ありますが、この課題を解決するのに必要なチャンク数はいくつあるでしょうか。

一つ目は、1、2、3と数えながら、数の系列をきちんとたどることができなければなり

＊4　**数唱課題**……通常、1桁のランダムな数字を聞いて、それを再生する課題。知能検査の項目として最も古く、かつ一貫して利用されてきた課題の一つ。聞いたとおりに復唱する課題を順唱といい、聞いた数列を逆順に復唱する課題を逆唱という。

＊5　**無意味つづり**……記憶に関する心理学実験手続きの一つ。いわゆる再生課題（提示された刺激語をあとで再生する課題）では、被験者の経験によって刺激語の覚えやすさが変わってしまう。たとえば、花屋の子どもは他の子どもよりも植物の名称についてすぐれた記憶力を示すことが予想される。そのため、誰にとっても意味を成さないような言葉をつくって、これを再生課題の刺激語にする。こうした刺激語を無意味つづりと呼ぶ。ただし、たとえば「よてらも」のような無意味つづりをつくったとしても、実際には「予定していなかったあいつらも来た」のように「意味」を与える記憶方略が働くことになる。

ません。無意識でできることですが、これをたとえばスワヒリ語で数えろと言われたらできません。二つ目は、数えているときに今その数の階段がいくつまできているかということを保持することが必要となってきます。これは、簡単そうで実は非常に難しい作業です。たとえば、チラシなどを数えている途中で話しかけられたら、気が散って枚数がわからなくなってしまったといった経験があるかと思います。単純な作業ですが、ずっと意識をしていなければなりません。もう一つ大事なのが、どこまで数え終わったかという情報を保持しておくことです。図の真ん中あたりまでくると、左右の丸を数えたかどうか記憶が曖昧になってしまうことがあります。

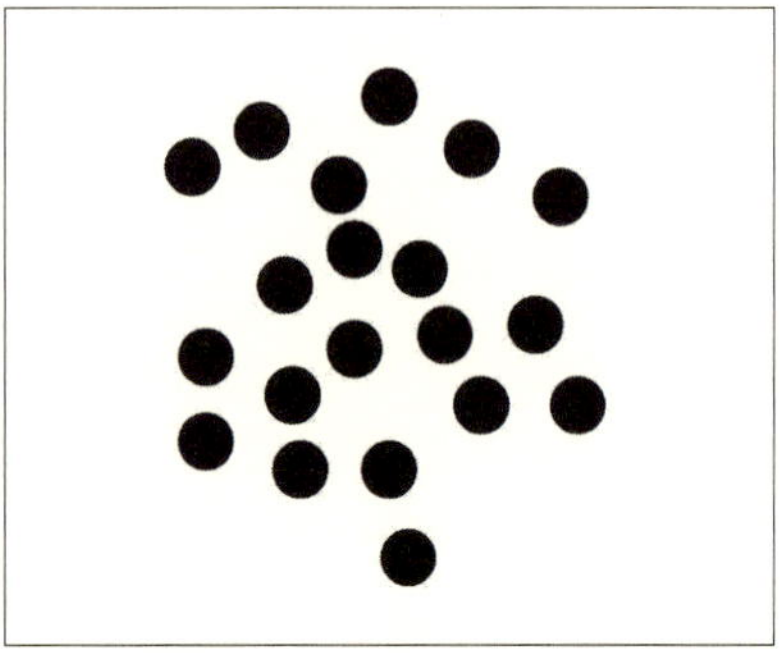

■図5　丸を数える課題

　さて、こんなに単純な問題でも、三つの情報を同時に処理できなければ解決できないわけです。少なくとも3チャンク必要となるのですが、チャンク数が二つしかない子どもの場合にはどう補っていくかということになります。ダウン症のある成人の支援をしている方はご存じだと思いますが、どこまで数え終わったかという情報を本人が保持していなくても、箱に入れながら数えればよいのです。机に出ているものが数えていないもので、箱に入れたものは数え終わったもの。しかも、その箱が1から10まで仕切ってあれば、知識がなくても10個あるいは20個入り1パックの袋詰めという作業も正確にできるようになります。

作業効率だけではなく、これが10個という集まりだということをもっときちんと量的に理解させようとか、10個の集まりはここで分けると整理しやすいといったことを、きちんと教えてあげようという姿勢は、最近のダウン症の子どもの早期療育には見られます。10だけで覚えるのではなくて、10とは5と5が集まったものというように分節化した認識ができれば、それだけ情報処理能力は上がってくるのです。実際、ダウン症の人たちとおつき合いしていると、お札でしか買い物できないという人がいます。1000円札では買えることがわかっているけれど、100円玉と50円玉を集めていったら1000円以上あるのにもかかわらずコインになるとわからなくなってしまいます。ですから、買い物の場面などを活用し、小口のお金を集積させるとお札と同じになるというようなイメージをしっかりもたせることも、分節化の練習になると思います。

第2章

ダウン症のある人の青年期・成人期

成人期の知的障害者の健康

成人期を迎えた知的障害のある人たちが身体面でどのような健康状態にあるのか、定点的な調査はされていません。実態がわからないまま全面的に、福祉あるいは医療分野に任されているのが現状です。それでも、現・日本知的障害者福祉協会の重鎮だった有馬正高先生が施設生活者を対象に包括的に調査したデータがあります。成人期の知的障害のある人たちが、どういう身体的な疾患を併発しているか、15年ほど前にまとめられたのが**図６**のグラフです。パーセンテージが全体で１００を超えているのは、一人で複数の症状を示していることがあるためです。

肥満、高血圧、糖尿病などが並んでいますが、一番多く出てくる症状はてんかんで、だいたい３分の１を占めています。知的障害はある種の

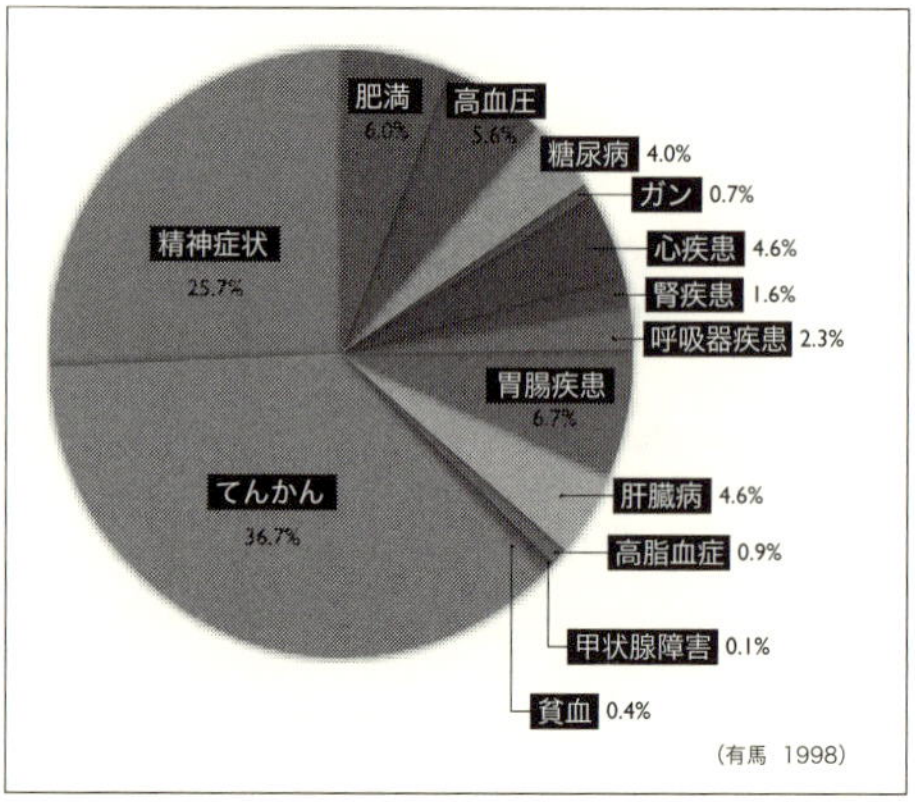

■図６　成人期の知的障害者の健康

脳の機能障害でもあり、器質性[*6]の問題をもっている人もたくさんいますので、てんかんの併発は当然多くなります。一方、このグラフで問題となるのは、精神症状です。成人期を迎えた知的障害の方たちが併発するさまざまな身体的疾患のうち、25・7%と、実に4分の1を占めています。具体的には、うつ、不眠、徘徊の他、ちょっとしたことで興奮してしまう易興奮性などがあげられます。彼らが示している精神症状の多くは、内因性のうつ病が発病しているというより、おそらく環境による反応性のうつのほうが多いだろうと解釈できます。知的障害のある人たちが成人期に至る間に、どれだけ多様なストレスにさらされ続けているかということのあらわれかもしれません。次のように考えてみることができます。

人間の知的な活動とはどういうものかと問われたとき、純粋に認知的な活動というものはめったになく、多くは欲求があるところで発動されるものであり、一種の仮説検証だと

＊6　**器質性**……育てられ方に代表される環境因子によるのではなく、中枢神経系などに何らかの欠損や機能不全があることによって生じると考えられる症状のことを「器質性」と呼ぶ。

いうことがいえるでしょう。

たとえば、一人暮らしのアパートに帰宅し、真っ暗な部屋に入って最初に何をするかというと、まず電気をつけます。ここで問題が発生します。壁のスイッチを入れて2、3歩歩いてから電気がつかなかったとしたら、どういう仮説が考えられるでしょうか。ほとんどの方は手がすべったのかと思い、壁に戻って再びスイッチを押し直します。また、配線によっては、電気シェードについているひもを直接引っ張って消したあとは壁のスイッチを押しても電気がつかない場合があります。逆に壁のスイッチで消した場合は、ひもを引っ張っても電気がつきません。ひもによる操作も3段階ぐらいあり、これに壁スイッチのON、OFFを加えると、相当高度な順列組合せの仮説検証が必要になります。それでもつかない場合には次の検証にいきます。「停電かもしれない」。このとき、冷蔵庫の中が明るければ、電球がきれたのだろうから交換しようということになります。ただ、冷蔵庫もビデオも電源が消えているものの両隣の家では灯りがついているとなれば、家のブレーカーが下りた可能性が出てきます。それでもないとしたら、電気代の滞納が考えられるかもしれません。そうやって何段階も仮説検証を繰り返すことで問題の解決につながっていきます。

それが知的活動というもので、こうした仮説検証的な活動が起きるのは、電気をつけたいからなのです。そこには必ず、テレビを観たい、本を読みたいといった欲求があり、認知的処理を伴うことで欲求解消に向かっていきます。その認知的な処理がうまくいかない知的障害のある人たちが、慢性的にフラストレーションを蓄積させていくという状態は十分考えられます。その結果がもし精神症状の多発だとすると、障害のある人たちに対する支援についても、あらためて見直さなければならないことも出てきます。知的障害ということで療育手帳をもらっても、成人期に入ってから精神障害あるいは身体障害を併せもつという状態になることも考慮すれば、生涯、知的障害という範疇だけでくくってよいのかという課題が生じてきます。

成人期に見られる「適応障害」

精神症状をめぐって話題になったのが「適応障害」、いわゆる急激退行といわれるものです。次頁の**図7**は、東京学芸大学の菅野敦先生のグループが中心になって調べたもので、20歳代から30歳代にかけてあらわれる変化を示しています。日常的な生活水準が大きく低下し、それは加齢による老化の徴候があらわれる時期よりも早いタイミングで出てくるということなのです。原因はまったくわかっていません。今までできていたことができなくなっていくという急激退行は、現在も行動指標ではかられるだけです。菅野先生は当初、退行のタイプを自然な衰えによるものと、まれに生じる退行があり、その退行の中にも3通りあると分類しています。まず、身体疾患で先導[*7]されるものとしては、視力の低下や内臓疾患の進行によって作業効率や集中力が落ちてくることがあげられます。精神疾患で先導されるものでは、うつの始まりがあり、三つ目にダウン症に特有なタイプとしています。また、その他に原因の特定できないタイプです。

いわゆる「急激退行」

いわゆる急激退行というものが初めて報道されたのは15年ほど前になりますが、その頃はこういう症状がダウン症の子どもにはある時期必ず出てくるといわれて保護者たちはパニック状態になりました。現在、その症状が

（1）自然な衰え・低下　−老化・退行タイプ

（2）まれに生ずる低下・退行

　身体疾患退行タイプ

　精神疾患退行タイプ

　青年期・成人期のダウン症におこる「急激退行」タイプ

（3）その他、原因の特定できない退行タイプ

■図7　退行のタイプ（菅野、2005）

あらわれるのは全体の6～7％といわれていますが、無視できない数字です。原因は今も特定できず、予後もさまざまです。前出の調査をした菅野先生のグループでも強調されていますが、身体的な疾患によって先導されているケースが多いのです。急激退行が騒がれた初期の頃には、「あー、退行ですね」と言われて抗うつ剤だけ出されていたものの効き目がなく、2年後にセカンドオピニオンを求めにいって脳腫瘍が発見されたという例がありました。まず、身体的なチェックをしっかりして体調管理することが大原則で、すぐに心理的な説明に頼ることはよくないと思います。

急激退行の原因として、当初はうつ病だろうと考えられていたのですが、抗うつ剤が効かない人のほうが多いということから、次に出てきたのが認知症という発想でした。21番染色体にアルツハイマー病の発症を規定する遺伝子がのっていることがわかったためですが、実際アルツハイマー病の病理変化が起こっていない人にも症状があらわれてくること

＊7 **先導**……退行様のさまざまな症状は、ともすれば心理機能の低下であると即断されやすいが、中には身体的な機能の低下の結果として生じることもある。そのような場合は、退行様の症状が身体疾患に先導されている、と考える。

から否定されました。原因は現在のところ、トータルな考え方としては心因反応[*8]で、おそらく環境の変化などによって生じてくる複合的な症候群だろうと考えられています。それだけに特効薬的なものはないということです。

身体的機能は成人期に入って徐々に低下します。ダウン症の人は老化が早いといわれますが、白髪やしわといった具体的な徴候があらわれてくるのは40歳代ぐらいです。生活習慣などのさまざまな要素により個人差が大きいですが、20歳代から目に見える老化が起きてくることはありません。ダウン症協会では以前、ダウン症者のための自転車教室を開いていましたが、8割の方が乗れるようになりました。最高齢で37歳でした。自転車に乗れるようになってから片足立ちの測定をすると、バランス感覚がよくなって明らかに足が高く上がります。身体的機能がそれほど急激には落ちていないことがわかります。

一方、思春期から青年期、さらには成人期にかけて情緒的な発達は続いています。30歳代でも、40歳代に入っても、知的な好奇心や意欲などは、ゆっくりですが着実に伸びていくのです。ところが保護者はというと、家族機能は決定的な変質期に入ってきます。このことはあとで詳しくふれますが、家族がこれぐらいのものと思っているレベルと、本人がもっとこうでありたいというレベルが逆転する瞬間がくるのです。おそらく特別支援学校の高等部を卒業して10年目ぐらいの、20歳代後半から30歳代というあたりですが、いわゆる急激退行が始まる時期と重なっているのを見ると、このことも心因反応の要因になっているのかもしれません。それまで、「もっと伸びて」という家族の期待を常に受けて生活していた人が、ある時期から「そのままでいいんだよ」という状況になる。それは、周囲の人からすれば決して悪意でも否定的な評価でもないのですが、本人からすれば相対的な「期待の低下」として感じとられてしまうということです。

急激退行の症状として最初に理解してほしいのは、典型的な不登校のような初期症状があらわれてくることです。今まで元気に学校に行っていた子が朝出かけるのをしぶり、何とか行かせても入り口で止まって上ばきにはき替えない、無理やり行かせようとすると暴れる。自分の手を噛んだりして自傷行為が出ることもあり、保護者も周りの方もびっくりしてしまいます。

＊8　**心因反応**……心理的原因によって（たとえば大きなショックやストレスなど）、それに反応するようにしてあらわれる精神症状のこと。

振り返れば、急激退行の問題が騒がれ出した15年ぐらい前というのは、障害者の福祉制度が変わる時期と重なります。従来の措置制度が崩れたことで、事業所における月額の措置費が日割り支給になりました。それまでは月に1回しか来ない人に対してもひと月分の措置費が出ていたため、一日来られればいいよというように事業所はゆったりと構えていられました。ところが日割りとなれば毎日来てくれる人のほうがよくなります。月に1回しか来られない人は肩をたたかれ始め、そうなると保護者は焦って、とにかく行かせなきゃとお尻をたたくようになります。無理をさせると頑なになり、最終的には昼夜逆転する退行の症状につながっていくようになりました。

退行という言葉のもつ意味は、それまで適応できていたスキルを失っていくという概念になるのですが、実際には能力を失っていないことがわかる事例がたくさんあります。一例ですが、7年間昼夜逆転で家にこもっていた人が、母親を亡くしたときから初七日までの一週間はぴたっと朝起きて、会葬される方々に「母がお世話になりました」と挨拶していたということがありました。今はやらなければならないというスイッチが入ったら、きちんとやれるだけのスキルを維持していたということです。ということは、何故スイッチが入らなくなったのかが問題であって、能力自体が落ちてしまったという捉え方は間違いなのだと思います。そう考えると、退行とは発達の踊り場にいるようなものなのかもしれません。2階に折り返していく踊り場が極端に長くて、もう2階に上がる道はないのではないかと保護者は思ってしまいがちですが、実際にはそこで発達の足踏みが起こっているだけなのだろうと考えられます。何度も申しますように、何が引き金になっているかはわかっていません。

ただ、この初期症状が出てきたあと、半年ぐらいで回復していく事例がいくつも報告されています。そこではいったい何が効いていたのかというと、同級生に限らず、小さい頃から習い事をしていた仲間であったり、友だちがいたということです。もう一つは、たとえば、週に1回来るガイドヘルパーさんがいるといった家庭の中に入り込んでいる他人がいるということが大きいのです。つまり、安心して自己開示できる、自分とレベルが合う仲間の存在があること、親とは違う形で自分のプライバシーに入ってきてくれる人がいるということです。

これらの要素をどうやってつくっておくかといったとき、学校教育側にできることとしては同窓会活動があります。私の子どもを見ていても思いますが、同窓会活動に対する意欲たるや並々ならぬものがあります。先生方は異動されていても自分たちの力で企画を立てるようになってスキルが上がっていきます。学校時代を一緒に過ごした仲間たちと年1回でも会うということが日々のはりあいになっている姿を見ると、それをどのように位置づけていくかは成人期の生活スタイルに大きな影響を与えるように思われます。

家族機能の変質

ダウン症の告知はきわめて早いものですが、保護者からすれば生後1か月の赤ちゃんに知的障害があると言われても、それがどういうものなのか、正直なところわかりません。染色体写真という証拠を見せられ、避けられない宿命として本を読みます。それも、ほとんどの方が医学博士という肩書のある方の本を読むのです。ダウン症という病気の特徴が克明に書かれていて、目が離せなくなります。足の裏や耳たぶのしわのより方など二十数項目にわたりますが、ページをめくるごとにすべて当てはまっていくという衝撃にみまわれます。

その後、早期療育に効果があると言われると、「お父さんもお母さんもがんばるからあなたもがんばってね」と、きょうだいたちも巻き込みながら家族で打ち込んでいきます。こうした幼児期の成果が花開きだすのが学童期で、運動会のたびに子どもが伸びていくのがわかります。「去年は私のそばを離れなかった子が今年は応援をしている」とか、「よくできたね！　がんばったね！　来年はもっといけるよ」と声をかけます。ところが、中学生ぐらいになると保護者も疲れてきます。小学校の学級担任との密度の濃い結びつきがあった世界から、あと3年間を2回繰り返したら学校が終わるのだというように、ある程度先も見えてきて家族の関わり方が変質し始めます。今度は迷惑をかけないように先生の言うことを聞いて、はなはだしい例になると自分で考えて勝手なことをするんじゃないよといった具合に、枠にはめるような形で保守化してくるのです。やがて成人期になると、この子はこのあたりでいいよと現実的なところでおさめようとします。その完成形が就労です。保護者の保守化の背景には、経済的・身体的な衰えがあります。親亡きあとの子どもの人生がどうしたら保障されるかという発想から、就職したところにずっといてほしいと願い、当然子どもに対する期待値は水平線になります。通常で考えたら学校が終わったあとの人生のほうがはるかに長く、その中で出会う人の数だってずっと多いはずで、実際そこから伸び始める青年もいるのですが、親がついていけなくなってしまうのです。

ちょうどその頃、保護者は自分の親の介護に直面する年齢にさしかかります。障害のある子の保護者は、祖父母の力を借りてさまざまなことを乗り越えてきた場合が多いので、感謝と同時に負い目も感じていることと思います。通常なら悠々自適で暮らせるところを、孫のために現役復帰させて勉強会にまで駆り立ててしまった、と。せめて見送る時期には恩返ししたいという思いから「ママはこれから一年ぐらい、おばあちゃんの娘としての役割を大事にしたいから、あなたはそのままがんばってね」というふうに接するようになります。子どももそこそこがんばれるようになっているので、ある種の信頼のあらわれともいえるのですが、子どもも本人にしてみれば、何が起きているのかわからないわけです。同居なら子どもも介護に参加できる余地がありますが、離れている実家への行き来となると、事情がわからないまま母親の生活の中心が自分ではなくなったということだけは感じとります。

また、この時期はきょうだいたちが自立していくときでもあります。親にとっては、他のきょうだいたちに寂しい思いをさせただろうなという負い目がありますので、その子たちが東京に出てアパートを探すとかいうことになると、両親とも一緒に不動産屋を回ったりして夢中になります。本人には、夜には帰るからレトルトカレーでも食べて待つようにと言って、留守番をさせます。この場合も本人からすれば、今まで家で起こることはすべて自分を中心にまわってきたのに、なぜ？　という疑問につながっていきます。

決して期待されなくなったわけではないのですが、本人がそう感じても不思議ではない変化がライフサイクルの中で起こってくるのが20歳代後半から30歳代ぐらいなのだろうと思います。こうして家族の解体が進行しているにもかかわらず、保護者はこの子と家族水入らずに戻ることが幸せだと思い込んでいます。本人たちは一人暮らしがしたいとか結婚したいとか語っているのですが、「あなたには無理よ」と親は思っています。ダウン症の子どもたちは30歳になっても親にやさしくしてくれますから、水入らずを望んでいるのは親のためだろうというケースも多く見られます。家族解体の場面が複合的に起きてくると、自分は家族の中心ではないということを味わわせられながら、一方で家族に引きとめられるという矛盾したメッセージを受け取ることになります。

思春期から青年期へ

思春期、青年期は社会性を身につけるときといわれます。社会性とは本質的には対人性ということです。ソーシャルスキルともいわれますが、どんなに教えてもそれが正解というスキルはありません。あまたあるバリエーションの中から、とりあえず一番汎用性が高いだろうというところから教えていきます。でも、たとえば「目を見て話しなさい」とか

「先生が何を言ったのかちゃんと聞いてきなさい」と教えられても、大人になったら目を合わせてはいけない場面もありますし、聞いてはいけない人間関係もあります。教えられたスキルをそのまま応用しようとすると手痛い失敗をすることも多々あります。

それが青年期の大きな課題です。学校という場所はとても保護的な環境にあります。小学校のときは担任の先生を介していれば世界のすべてがわかるというような、いわば結び目の人がいます。中学校になると教科担任制がしかれて、子どもにすれば大人を選ぶことができるようになってきます。理想をいえば、高等学校以降では、初めて出会う人や一般の人の中でもやっていけるような力をつけていってほしいというのが一つの目安です。

ところが学校を卒業してしまうと、対人関係の中に高度対人状況といわれるものが出てきます（図8）。聞きなれない言葉かもしれませんが、普通の人間関係ということです。まず、大切な対人関係が失われます。その最たるものは担任の先生です。この人を通してさえいればよかったという存在がいなくなり、作業所の担当者や就労先でのジョブコーチとの関係に移行していきます。その子の生活を全体的に見ていた担任と違い、一部分でつき合う大人の関わりが始まります。また、きょうだいが自立して離れていく、祖父母が亡くなることなども喪失体験となります。

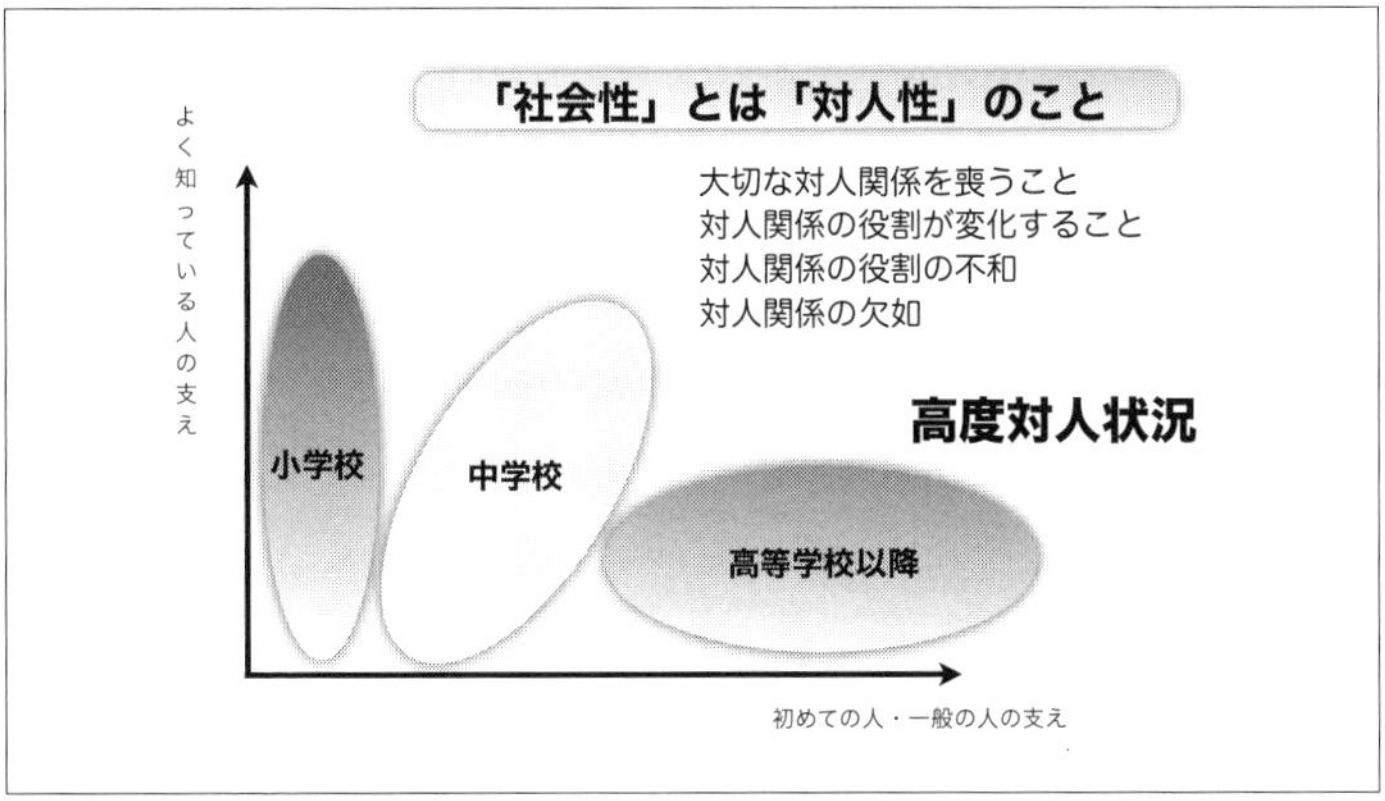

■図８　思春期から青年期へ

加えて、対人関係の役割に変化が生まれます。ダウン症の人たちは役割の変化に特に弱い面があります。よくあるケースですが、作業所に入って何年かすると特別支援学校の後輩が入所してきてアイドルの座を奪われたような気になり、悔しくて作業服を隠すなどの嫌がらせをしたりすることがあります。あるいは自分のそばにいた指導員が後輩の面倒ばかり見るようになったために、その指導員の言うことを全然聞かなくなり、退行が始まったと言われてしまったりといった、非常に人間的な反応をすることが多いのです。

社会に出るといろいろな立場の人が関わってくるようになり、役割の不和が生じてくることがあります。保護者と支援者の関係性を見ても、学校にいたときのように両者が同じ方向を向いているとは限りません。支援者の中には子どもと保護者を切り離す方向で支援に入ってくる場合もしばしばあります。ずっと家にいるのはよくないから外に出ようと促して、子どもに家にいてほしいと願う保護者との間に確執が生まれるケースもあります。役割の不和は両親の間でも起こりがちで、父親は自分の定年が近づくと経済力に不安を感じ、子どもの将来のことで母親と意見が合わなくなるという家庭もあります。

自分を巡って不和が生じていることを本人はわかっているのですが、そうした状況をフォローしてくれる人間関係がありません。就労、特に一般企業に就労した人たちの定着率を最も左右するのがこの要素です。知的な能力ではなく、対人関係の欠如こそが問題なのです。たとえば作業はできるけれど、休み時間を共に過ごす人がいないということが起こります。皮肉なことに、知的レベルは健常者との境界線あたりにいて作業は十分できるはずの人の定着率が低く、知的レベルとしては難しいのではないかと思われていた人のほうがうまくやっていたりする例も多くみられます。前者の場合には、まわりから「当然わかるでしょ」という見方をされるため、わからないということを正直に言えなくなり、わかったふりをして失敗体験が多くなります。そうなると、なぜ聞かなかったのかと問われます。

本人にしてみれば聞ける雰囲気じゃなかったと思っているものの、それをまた言えない状態なのです。本人に言わせれば、「わかる？」「大丈夫？」と聞いてくれていれば、わからないと言って仕事を覚えていけたのに、ということになります。こういうことが集約してあらわれてくるのが、実は社会に出てからなのです。

高度対人状況という言い方はなぜ必要なのか

これまでお話しした事例も含め、さまざまな場面で起こる高度対人状況というものにどう対応していったらよいのかを考えたとき、学校教育の中でそれを提供することには難しい面があります。学校時代の対人関係はあくまで保護的、限定的であり、社会の中で伍していくだけのスキルを訓練できる構造にはなっていません。学校から社会へ出る節目に課題が山積していることを考慮すれば、社会教育や生涯学習を提供する体制が必要だと私は思っています。学校卒業後、福祉の機能はあっても教育機能は非常にとぼしいのが現状です。

今だったら、スマートフォンやインターネットの使い方を学ぶということも急務の課題でしょう。情報化が急速に進んでいる現代社会では、さまざまなツールを駆使した詐欺犯罪が増加し、障害のある人たちもたくさんの被害にあっています。クリックしてはいけない場面、押してはいけない判子について教えるのも教育の機能です。学校教育から社会教育にバトンタッチしていく仕組みが求められるところです。現在、少しずつですがその兆しは見え始めています。NPO法人の中に、キャッチセールスから身を守るための断り方を演習してくれるグループがあるなど、具体的場面を想定したスキルを学べる場も一部にはあります。大人になってからの教育機能というものに、ぜひ関心を寄せていただきたいと思います。

一方では、彼らの知的な好奇心を満たせるような社会教育システムも同様に必要とされます。たとえばゴミの分別の意味とか、福島の原発で今何が起こっているのかを知りたいと思っても、それを説明してくれる社会教育講座はありません。趣味の講座だけでなく、彼らのプライドが満たされる機会を用意することも大切な視点だといえます。

性格の特性

成人期には、性格に対する周囲の認知が変化してきます。「がんばり屋さんだね」「慎重でじっくり派だよね」「やさしくて気遣いがあるね」「愛嬌があるね」というようにポジティブに見られているのはだいたい小学校までで、大人になってくると「頑固者」「臆病・

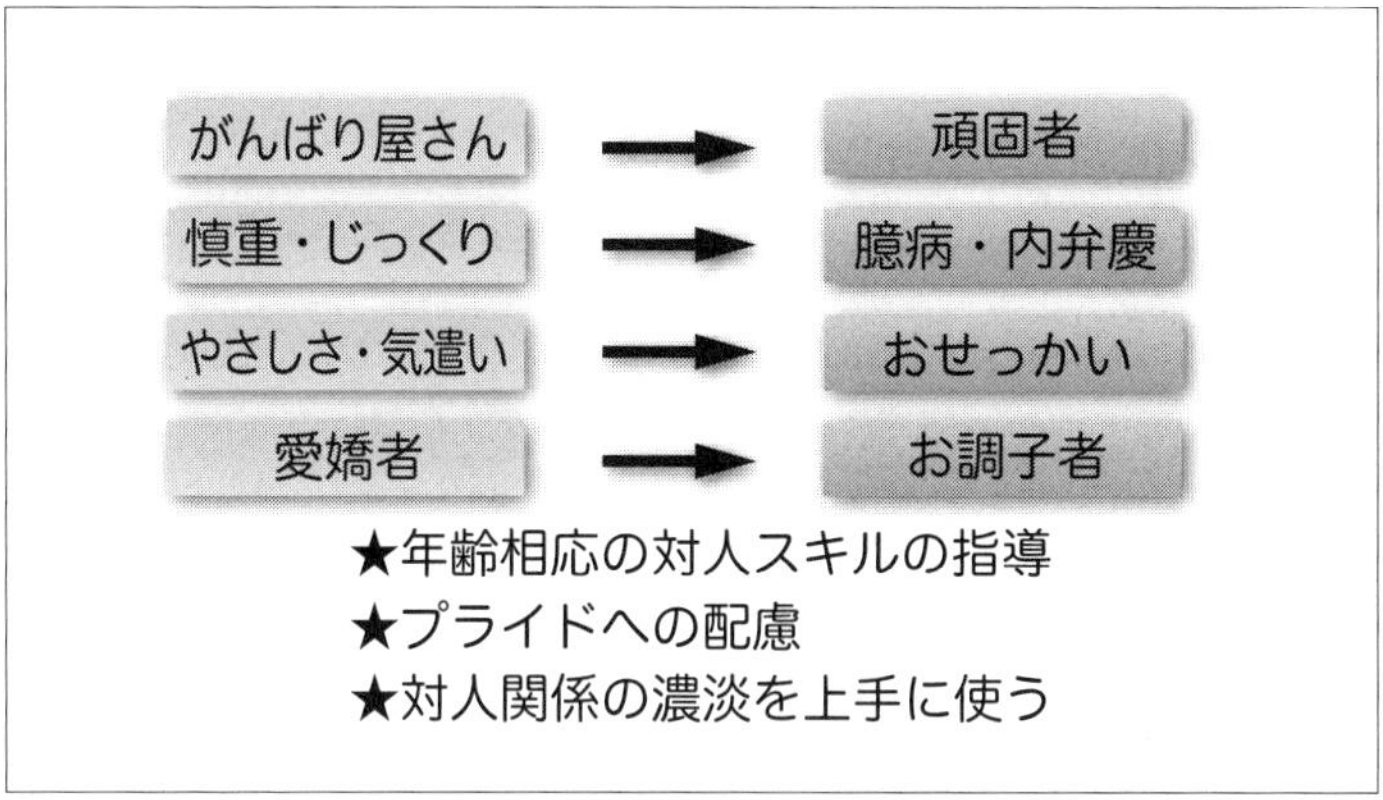

■図９　性格の特性

内弁慶」「おせっかい」「お調子者」と言われるようになります。

作業所をまわってみて驚くのですが、自閉症のある人の支援計画には、たとえば箱をつくる作業を一時間にいくつ目指すとか工程的な数値目標があるのに対して、ダウン症の人の目標を見ると、無駄口をきかない、作業中に鼻歌を歌わないなどと書かれていることが多いのです。

小さい頃だったら鼻歌を歌っていても楽しそうだねと言ってくれていた人が、大人になると、うるさいから他の人に迷惑だと言うようになるのです。**図９**の左右の対比を見てわかるように、変わったのは周囲の認知の方であって、本人は変わっていないのです。こんなに人とのつき合いを楽しめる人だったのだから、大人になってもそれなりに分別をわきまえているはず、と暗黙のうちに見なされてしまいます。本人にとってみれば、同じことをしているだけなのです。

このギャップをどのように緩和していったらよいのかというと、年齢相応の対人スキルを小さいときからしっかり身につけておくことが大事です。たとえば、小柄でかわいく見えるからといって人に抱きついてよいのは小さいときまで。制服を着るようになったとたんにそれはいけませんと言われても、本人にとってはつらいことです。「お母さんが相手ならいいけれど、学校でやったらおかしいよ、周りの人は誰もそんなことしていないよ」というように年齢に合わせてきちんと伝えていかなければなりません。

このとき、プライドの高い彼らに効く魔法の言葉があります。「○○さんがやっているのと同じこと、あなたも絶対できると思うよ」「やってくれたらうれしいな」と言われると、気持ちに弾みがついて切り変わりやすくなります。ときに、少し距離のある人から言われるのもよいことで、教頭先生から頼まれでもしたら、もう学校代表みたいな気持ちになって張り切ってしまいます。対人関係の濃淡を使い分けられる子どもたちですので、みんなが同じ距離感でいるよりも、何段階かの人間関係をつくっておいて時々で上手に使えれば、多様な対人スキルが養えるようになると思います。

とかく小さい頃というのは、お人形さんのように手取り足取り面倒をみてもらうことも多く、保育園での着替えもみんなが手伝ってくれていつの間にか終わっていたりします。周りの子どもたちも含め、「○○君ができるのを待ってあげようね」という関わりがとても大切だと感じます。それを、かわいいからといって指導がないがしろにされてしまうことがダウン症の療育の中でかなり起こっているのだろうと思います。愛嬌があるやさしい子だねという見守りももちろん大事ですが、のちに性格に関して極端に周囲の見方が変わってしまうことで本人がショックを受けることを考えたなら、小さいうちから、状況を考えようねと伝えてスキルが身につくよう支えていくことが肝要でしょう。

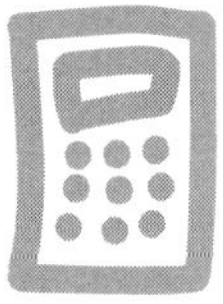

コラム　ダウン症と薬

「ダウン症薬、初の治験……」という見出しの記事が2013年夏、ある新聞に掲載され、薬でダウン症が治るのかという誤解をもたれたために、私たちダウン症協会はたいへんな状況に追い込まれました。その背景を含め、ダウン症と薬について考えてみます。

かねてからダウン症の人には、青年期から成人期にかけて急激にADL（日常生活活動）の低下がみられる人たちがいるといわれていました。実はダウン症以外の人にもあるのですが、ダウン症の人に起きると行動の変化が著しいため、わかりやすいというところがあるのかもしれません。その状態は、たとえば排泄の自立ができなくなったり、着衣習慣が崩れてしまって全裸で過ごすようになって外出ができなくなるといったことです。不眠が始まって昼夜が逆転し、口をきかなくなったり、強いこだわりが出てきたりします。椅子に座るときもお尻の位置が定まるまでに20分ぐらいかかったりするような状態もあります。そういう症状に対して、アルツハイマーの進行を食い止める目的で開発された薬が効果をあげるのではないかということが言われていました。実際にこれを使って改善されたケースがあったことは事実ですが、あくまで進行予防であって治療薬ではないのです。

日本の薬事法では薬を使う場合に適応疾患というのが決められていて、そこに決められた以外の病気に使用する際は保険適用外になります。そこで、この薬をダウン症の人に適用して保険適用とするためには、薬事法上では「ダウン症に伴う急激退行症」という新しい病名をつけないとならないことになります。複雑な問題をはらんでいるわけですが、これが本当に独立した疾患としてあり得るのかどうか誰にもわからないのに、病名ができてしまうというのは非常に危険です。また、ダウン症の成人期に見られる適応障害が、関係性という側面で起きてくることが大きいと考えれば、薬と病名が先行的に世間に出てしまうことで、薬を飲ませればよいという発想に結びついていくことは大きな問題となります。あくまでも一部の方の症状の抑制に薬事法上認められているアルツハイマーの薬を適用したいという、それが治験の目的だということです。ダウン症薬という言い方は混乱を招くだけで、きちんとした報道をしていただかないと困ります。

たとえば、心配事があって眠れなくなった人に睡眠薬を提供して眠れるようにしても心配事は消えません。落ち着いて考えられるように、「とりあえずは眠ろうよ、それで眠れたら、すっきりした頭で心配事に取り組もうね」と心配事を取り除くのが大事なのです。今回の件も、染色体異常を治すわけではないのです。若い親御さんから治るようになったらしいですねという電話をたくさんいただきましたが、薬というのはどういうものなのかを正しく伝えることはたいへん大事なことだと思います。

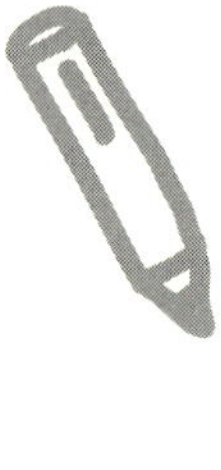

第3章

ダウン症の家族支援

障害受容・子ども受容

障害受容と呼ばれているものがどのようなプロセスをたどっていくのか考えていきましょう。最も基本的なことは、障害の告知が保護者にとっては喪失体験なのだということです。先述したようにダウン症の告知は早く、生後1か月で事実に直面させられます。

当事者団体の活動をしていると、ダウン症のお子さんを授かって間もない親御さんたちとの出会いも多いのですが、総会に初めて参加されたお母さんが自己紹介しながら泣き出してしまう場面をたびたび目にしたことがあります。どの親もそういう状態からスタートするのです。年末には忘年会があり、出席したお父さんがお酒を飲みながら「俺はばかです」と言ってからんできます。おなかの子が男の子だと聞いてすぐに野球のボールとグローブを買ってきました、キャッチボールするのが夢だったのに……と言って泣くのです。これが典型的な喪失といえるでしょう。障害の告知によって、理想としていた親子のあり方とか、こんな子育てがしたいという憧れを失っているのです。そういう姿を見て、長年親をやっている私たちは、キャッチボールぐらいできるからやってみればと言います。たとえば甲子園に行く夢を子どもに託していたとしても、ほとんどの親はどこかの時期にそれ

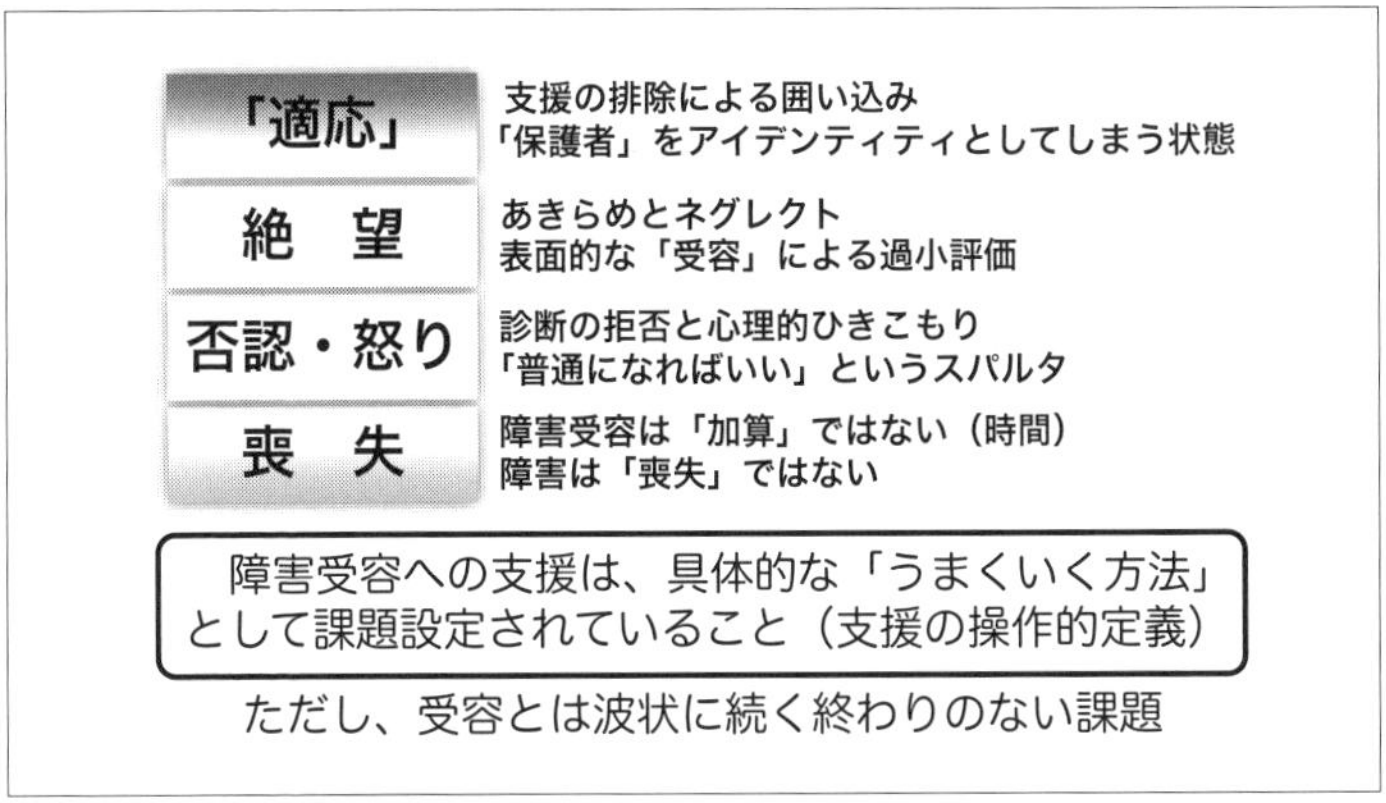

「適応」	支援の排除による囲い込み 「保護者」をアイデンティティとしてしまう状態
絶望	あきらめとネグレクト 表面的な「受容」による過小評価
否認・怒り	診断の拒否と心理的ひきこもり 「普通になればいい」というスパルタ
喪失	障害受容は「加算」ではない（時間） 障害は「喪失」ではない

障害受容への支援は、具体的な「うまくいく方法」として課題設定されていること（支援の操作的定義）
ただし、受容とは波状に続く終わりのない課題

■図10　障害受容・子ども受容

を失うのです。ただ、通常の子育てをしていると、失ったという感覚をもちません。それを補って余りあるだけの別の発見があるからです。ところが、告知を受けると一瞬にして現実に直面させられ、ダウン症の場合にはその時点で否応なく情報がいろいろ入ってきてしまいます。いまだに短命と書いてある本もあって、そういう中で失ったという感覚がより大きくなっていくのです。このような時期に支援者は、「このような面があるから健康管理ではこういうことに気をつけてね」などと言いがちです。もちろんダウン症のことをわかってほしいと思って伝えるのですが、子ども像が崩壊してしまった親の頭には素直に入っていきません。

20年以上前、ダウン症のある子どもを出産したお母さんと話をしていたときのことです。みんな保育園や学校に行って、お友だちと遊んだり習い事をしたりして当たり前に生きているから、というようなことを説明すると、「そんなに普通でいいなら何で障害児なのですか?」と返されました。障害児だということで、自分の人生から何か大切なものが失われてしまった感覚におちいっているのです。障害があることは喪失ではないということをどう伝えるか。子どもがダウン症であったということと、子育てで実現したかったこと、それぞれを読み解いていけばそれらは必ずつながるのです。ですから、先ほどのキャッチボールに象徴されているお父さんの夢は、その子がダウン症であってもその子なりのやり方で実現できるということをいかに伝えるかがプロセスの中で大切です。

集まりの場でよくお話しする事例があります。メジャーリーガーで活躍されたジム・アボットさんは片腕のないピッチャーでしたが、87勝という成績をあげ、うち一試合はノーヒットノーランという大記録を打ち立てました。障害がありながらも野球に挑戦したことへの勇気をたたえられましたが、そこで彼がたいへん感動的なことを言うのです。自分のことを障害者だとか、勇敢だとか思ったことはない。最も勇敢な人間は、幼い日、片腕のない自分に野球をやるぞと言って庭に連れ出してくれた父親なのだと。それはダウン症の子どもにも通用することではないでしょうか。

喪失という思いから立ち直っていくプロセスでは、ドローターという人が唱えた4段階説（ショック→否認→悲しみと怒り→受容）が有名です。そこでは「否認」の段階を一つのステージで捉えていますが、私は30年間臨床の場に携わってきて少し違う見方をしています。障害を否認する時期には前半と後半、質的に違う二つの段階があると思っています。前半は文字通り、事実を打ち消してほしいという、障害告知に対しての否認です。ダウン症の場合には確実な証拠をつきつけられますから、診断を拒んで心理的にひきこもります。ある意味で一番危険な時期ともいえるでしょう。このときに適切な対応ができないと、心中などの悲劇につながってしまうケースもあります。やがて、否応なく比較せざるをえない時期をむかえます。自分が幼かった頃との比較、きょうだいとの比較、さらに健診のたびに周りの子どもたちとの体格面、能力面での比較を見せつけられるようになります。そして次に、否認の後半段階に入ります。そこでは、障害があることは認めるけれど、普通にみんなと同じことができればよいのだという思いに囚われ、スパルタ式の早期教育に走る傾向があらわれます。ダウン症を克服したいという必死な思いから、最悪の場合には虐待に近い状況におちいることもあります。ダウン症のある子どもたちはスパルタ教育も一時的には受け入れますし、効果が上がることも多いので、なおのこと保護者も夢中になってしまうのでしょう。小学校卒業までは通常学級にいたのにと語る保護者もいますが、それが勲章になるわけではないのです。その子にどうやって自分自身とつき合える力を身につけさせるか、年齢相応に育てていったかということが大事だと伝えなければならないと思います。

やがて、疲れてきた保護者はあきらめの境地で絶望の時期を迎えます。厄介なのは、表面的には受容しながらも結果的には発達のチャンスを与えなくなってしまう、一種のネグレクト状態です。障害があるのだからできなくて当たり前、障害があるのだから周りがやってくれて当たり前。ときには、トラブルにならないように周りの子どもたちとつき合わせないでくださいという保護者もいます。さらに極端なケースでは、感染に弱いといわれたため4歳まで一歩も外に出さなかったという事例もありましたが、こうした対応は明らかに子どもの生活圏を狭めてしまいます。障害のある子どもの場合、承認欲求や愛情欲求を満たしていく人間関係の幅が家族に限定されがちで、親子で歪んだ関係をつくってしまうケースもしばしば見られます。

さて、ゆくゆくは適応へ向かうと障害受容の段階説で唱えられていますが、ダウン症の場合、その子の保護者であること自体が生きがいになってしまうという「適応」があるのです。本来の適応という意味合いとは異なるため、あえて括弧をつけました。この子のことを世界で一番わかっているのは自分だという思いがあるので、子どもに関することは何でも決めつけてかかってしまいます。高校生ぐらいになれば親というフィルターを介さず経験していることもあり、その子なりの考え方も出てくるものですが、親はそれを無視しがちです。保護者という立場は、自分の保護を必要とする無力の存在が傍らにいてくれることによって成り立つ関係です。ですから、その子が自立してしまうと自分のサポートが要らなくなって、それを認めると生きがいを失ってしまうことになるのですね。

山梨県でダウン症協会の全国大会を開催したとき、あるプログラムを組みました。開会式の日から子どもたちは全員キャンプに行き、2泊3日の大会が終わる閉会式に戻ってくるという演出です。夜、宿泊施設の廊下で一人のお母さんから話しかけられました。キャンプでのことを心配していたので、「現地では医療スタッフの付き添いのもとで定時連絡もとっているから大丈夫ですよ」とお伝えしました。ご主人も参加されていると聞き、たまには夫婦水入らずで過ごしてくださいと言うと、子どもがいないと夫と何を話してよいかわからないので部屋から出てきたとのことでした。子どもを中心にした両親というユニットが全面的に出て、夫婦という基盤がうまく機能していないのです。

障害受容への支援

障害のある子どもを育てている保護者にとって、いつの日か受け入れなければならない厳しい言葉が二つあります。一つは「自分よりこの子と上手につき合える他人がいる」ということ。親よりも言うことをきくようになる人が必ず出てくるものです。もう一つは「この子には自分より大切な人がいる」ということです。これを受け入れて子育ては終わっていくものでしょう。この子の障害に見合った育て方をしていけば、心配がなくなるということはありません。困難は次々と出てくるのですが、その困難に対処できる人はもう親ではないとなったとき、初めて子どもを手放せるようになるのです。そこへ向かって進んでいかれるように、私たちは支援をしなければなりません。

子どもが離れていく準備をするプロセスで失敗してしまうと、最悪の場合には支援を排除して子どもを囲い込んでしまうことがあります。特別支援学校高等部を終えて就労し、5~6年後に傷ついて帰ってきた子どもを家で休ませたいという保護者がいます。こうしたケースの場合、児童福祉法が適用されないために、保護者の関わりが不適切ではないかと周囲が判断していても、本人からの申し出がない限り介入することは難しくなります。行動面での難しさが出ていたりすると、迷惑をかける子を人様には預けられない、中には、この子は家にいるのが一番幸せだから私から離すのはかわいそうだと言う保護者がいます。厳しい事を言うようですが、この子と離れたら自分がかわいそうというのが本質なのだと思います。このことを上手に伝えていく支援の組み立て方が求められます。

受容への支援に必要なのは、具体的にうまくいく方法を蓄積していくことと言い換えてもよいでしょう。どうやったらこの子はうまく動くのか、こういう考え方をしたほうが親も子もストレスが少ないとか、対応できるさまざまな手立てを蓄積し、生活の状況ごとに伝えていくことが受容に対する支援だということを理解していただきたいと思います。

とかくダウン症には共通する特徴があるといわれがちですが、そんなことはまったくありません。みんな同じ顔をしているともいわれますが、やはり両親から受け継いだ顔立ちになっていくのがわかります。ダウン症としてくくられている特徴とはその子の中のごく一部を説明するだけであって、ダウン症という一つの特徴をもっている人なのだという認識に立ってつき合っていくことが肝心です。それをうまく伝えられれば、先ほどのキャッチボールが夢だったというお父さんも、これがこの子とのキャッチボールなのだと実感できるところにたどりつけるのだろうと思います。

保護者の多くは、受容を終わりのない課題として経験し続けています。障害受容は発達課題ではありません。ダウン症であるという事実を受け入れたあとも、ライフサイクルが巡っていく中で揺らぐ場面があるのです。たとえば、一緒に小学校に通っていたお兄ちゃんが中学生になって一人で通学しなければならない、あるいはお父さんが単身赴任で遠くに行く、放課後に面倒を見ていてくれたおばあちゃんが入院することになるなどです。そうした生活局面の変化に直面したときに、何とか乗りきれるだろうと思っても実際には予測通りにいかないことがままあります。先述したように障害には関係性としての問題もありますから、先生が交代しただけで今までできていたことができなくなる例もあります。それまで関係性で支えてもらっていた部分が、外的条件の変化によってうまく機能しなくなるのです。この子の障害のあらわれ方が自分の予想通りでなかったという事実に向き合うと、もうやっていけないかもしれないと思い、とても不安になるのです。

その不安を放っておくと、自分が子どもと生きてきた中で選択や決定してきた事柄に疑問が生じ、あのときにことばの療育をやめなかったら……、あのときに自分が仕事を辞めていたら……というように自責が始まります。そのつど最善だと思って選択してきたことを後悔しても結局どうにもならず、次に子どもを取り囲んでいる外側の条件に原因を求めようとする保護者も出てきます。そういうときに口にするのは、「去年の先生はこうではなかった」「小学校ではこれでやれていました」というような言葉なのです。支援者から見れば、この子にはそんなに力があるわけじゃないのにと思えたりするのですが、しかし、こういう言い方が出てくるときというのは、その子と生きてきた人生に深い不安を感じていることが多いのです。

予測と違っていたと感じている保護者に対して、新しい生活の変化でダウン症という特徴がどのようにあらわれると思っていたのか、ていねいに耳を傾け、それが現実とどこがずれていたのか、それはなぜなのだろうというように整理しながら説明していただけると、保護者は自分を受け止めてもらえたという気持ちになります。そのときに、「去年の先生と私は考え方が違うから」などと言われてしまうと、保護者の気持ちは突き放されたように感じてしまいますから、そのあたりを配慮していただければと思います。

一方で、保護者にも課題があります。子どもは家庭にいるときと、保育所や学校、作業所にいるときでは違う顔を見せています。「私の前ではそんなことはしていないから、言われたことを信用できない」と言う保護者もいますが、お互いに違う子どもの姿を見ているのです。保護者支援の話をすると、学校の先生方は保護者の気持ちにどれだけ寄り添えるかと心をくだいてくれますが、同じところには立てません。その子の人生に対する責任の担い方は保護者と支援者ではまったく違うのですから、支援者は自分が見ている子どもの姿を伝えればよいのです。そのうえで、子どもに対しての願いを語ってもらえるほうが建設的だと思います。いたずらに対立することは避けるべきですが、保護者の目に映る子どももと支援者の目に映る子どもでは基本的に同じ子どもではないということを前提にして関わることが大切です。

関わりの中での留意点

先ほどもお話ししましたように、ダウン症のある子どもたちの捉え方は全体的で、分節化していないことが多いのですが、言語発達の面でも同様の傾向が見られます。比較的ことばが早く出ている子どもでも、単語が出たあとなかなか構文[*9]の発達につながらず、一語文、二語文の時期が長い場合が多いのです。これは、身振りや表情で意味が通じてしまうためで、結果的には概念構成するうえでの分節化が遅れることになります。

「どこへ」なのか？　「何を」なのか？　子どものことばが出始める頃から構文を少し補っ

て、行為の目的や対象などを明細化していくことが大切です。また、「あなたを見ていてお母さんはどういうふうに感じたのか」「それをやっているあなたを見て先生はきっとこういうふうに思ったのだろうね」「ここにこれを置いておくとあとから来た人がどういうふうに思うかしら」というように、自分のやったことや言ったことの意味を考えさせ、周りがどう捉えるかということもフィードバックしてあげてください。

チャレンジする機会は豊かにあるほど生活の意欲につながっていくものです。先ほどご紹介したダウン症協会主催の自転車教室でも、短期間で信じられないぐらいの変化を遂げました。まず体験してみようという意欲が親子ともに大事です。「できる」「できた」という感覚を人と分かち合うことが彼らは得意で、よくドヤ顔をしますね。生きる意欲というのは、できたぞ！　という感覚に支えられていることが大切なのです。

人生をコントロールしていくとき、報酬によるコントロールと嫌悪によるコントロール

＊9　**構文**……文章の構造。単文（「私は歌う」）、重文（「私は歌い、彼女は聞く」）、複文（「私は彼女が好きな歌を歌う」）がある。

というものがあります。やりたくないけれど叱られるからやるという嫌悪によるコントロールでは、どちらもやりたくないものの、しょうがないからやるといった選択になり、あまり達成感を得られません。それに対し報酬によるコントロールでは、どちらもやりたいけれど、どっちにしようかなという選択となり、大きな達成感を味わえます。チャレンジの機会が豊富で、できた！　という感覚をたくさんもてるほど、報酬によるコントロールの形成につながっていくことになります。また、「できる」「できた」というのを行為の結果だけで見るのではなく、その大前提にある選択にこそ目を向けてほしいと思います。多少失敗しても自分でやろうと決められたこと、やってみたいと意思表示できたことはおおいに褒めてあげられることです。ぜひ、そこの部分を見つけてあげてください。

子どもに選択させるときに、いくつかの大切なポイントがあります。こうあってほしいという保護者の願いが強いために、そうならない状況になると極端な選択肢を出したりしがちです。日常生活の中でも、ちゃんとお風呂に入ってほしいのに別のことをしていてなかなか言うことをきかないという場合に、「できないなら今すぐ出ていく?」というように、選ばれたら困るような選択肢を腹立ちまぎれに出してしまうことがあります。それが言葉通りでないと察すると、子どもたちは、だんだん言うことをきかなくなります。そういう場合に次のような方策があります。やってもらいたいとは思わないけれど、それをやったからといって別に目くじらをたてるほどのことではない、という内容をたくさん用意しておくことです。子どもの行動というのは、望ましいものと望ましくないものの2通りしかないわけではありません。望ましいとは思わないけれど、やめなくてもよい、というレベルの行動がたくさんあることに気づくと、子どもと生活していくうえで肩の荷をおろせますし、子どもに行動を促していくときにも楽な気持ちで関われるようになると思います。

さて、第2章でレベルの合う仲間の存在が大事だと申しあげました。学校の仲間、仕事の仲間というような人間関係を、親は肩代わりできません。一緒にカラオケに行っても、仲間同士で楽しければ次から次へとアニメソングを歌い、何時間も同じ曲で盛りあがれます。こういう時間がとても大切なのだと感じます。誰でも同じだと思いますが、自分とレベルの違う人間関係ですべての生活をとりまかれていたらつぶれてしまいます。知的障害のある子どもたちにしても、やはり知的障害のある仲間と安心して関われる場が必要です。

一方で、成人期に入って長い時間を生きていくときには、一人でいる力と、みんなでいる力のバランスを保つことが重要となってきます。自分一人でも時間は過ごせるし、みんなとでも過ごせるということで、どちらかに偏ってもよくありません。元気ではしゃいでいるように見えても一人ではいられないという場合は、周りとの関係が崩れていくともろいものです。また、一人で黙々と熱心にやれていても、みんなと一緒にいるときに自分を表現できないとなると、だんだん社会的な経験の幅が狭くなっていくように感じます。小さい頃からバランスよく両方の力を身につけられるように気を配る必要があります。

告知と専門職への感情

告知というのは理想の子どもの喪失だということは先ほど述べたとおりで、しっかり悲しむ時期は必要ですが、この悲しみには強い罪責感が伴うといわれています。日本という国には今もなお、ダウン症の子どもが生まれると両親の知らないところで母方の実家の親御さんが父方の実家に謝罪に行くということがあるようです。ただでさえ罪責感をもつ両親からすれば非常につらいことだろうと思います。こういう悲しみのプロセスでは反動として、強い怒りや恨みがあらわれるものです。これが誰に向けられるかというと、告知の前後に立ち会っている専門家や支援者なのです。

告知の際に専門家が何を言ったのか、多くの保護者はほとんど覚えていないという調査があります。ショックを受けて混乱しているためですが、一方で、そのときの専門家の態度については克明に焼き付いているというのです。私の顔を見て話をしてくれたか、パソコン画面だけを見ていたか。話の内容は覚えていないけれども、たいへん不愉快な言われ方だったと語る人が多いです。こういう状況の中で、保健師さんに支えられたという思い出を語る方もいます。ダウン症の検査結果が出たときにドクターの多くが「残念ですが……」という枕言葉から入りますが、「おめでとう」という言葉かけがまず大切だと思うのですね。このあたりの心情的なフォローを看護師さん、助産師さん、保健師さんなどにお願いできたらと思います。

慣れている産婦人科のドクターは子どもをとりあげた瞬間に、顔立ちを見てダウン症だとわかりますが、出産が終わったばかりの母親には言いません。父親だけ呼び出して告知し、あとはよろしくと言うのです。うちの場合もそうでした。でも、父親もそんなに強くありません。自分だけが十字架を背負わされて、どうするかというとダウン症の本を買ってきてわざとカバーをはずして置いておいたりするのです。こういう告知は両親の連合を弱めてしまいます。あくまで両親が同席のもと、できたら親を支える祖父母も一緒にいるところで説明するのが本筋だろうと思います。

「再起」への過程で起きること

その後、再起へ向かうプロセスで保護者は自分の感情に気づいてきます。何だかわからないけれど、すごく腹が立っているとか、悲しいとか。大泣きしたときに涙が頬を伝うのがわかり、やっと泣けた気がして少し吹っ切れたと語る方が多いです。そうなってくると次には、何が問題で、自分は何を不安に思っているのだろう、どんな情報があればよいのだろうという気づきにつながっていきます。パートナーの反応にも目が向けられるようになり、相手も言えなくて悩んでいたのだろうなという気持ちがわかってきたりするのです。

十数年前になりますが、山梨大学で学生の卒論指導をする際、学生と私の2人でダウン症のあるお子さんのご両親にインタビューする機会がありました。最初に4人で話をしたあと、お父さんと私、お母さんと学生の2組に分かれてお話を聞き、最後にすりあわせの時間をもつようにしました。両親そろっているところでは話題に出ませんが、分かれてインタビューすると必ずといってよいほど出てくる話があるのです。そのお宅でも同様でした。「今だから言えるのですが、ダウン症の説明を受けたあとしばらくは、女房の家系だ、あいつのせいだって、ばかなことを考えて申し訳なかったと思います」と言うのです。そのとき、私は言います。「それは心配ありません、奥さんも同じことを考えていますよ」と。本当にそういうものなのです。あなたも思っていたの、実は私もそう思っていたのよ、というようにお互いの気持ちに気づいてくるようになると、両親の連合はだいぶできてきたといえるでしょう。

自分の気持ちを表現できる相手がいることが大切です。正直なところ、初動段階では当事者団体の力は届きません。同じダウン症のある子の親に会いたいと思えるようになるのは、前述したプロセスを通過してからなのですね。自分たちで育てていくという足場ができて初めて、同じ体験をした人の話を聞けるようになるのだと思います。もちろん、親の会の存在を知らせていただくことは大事です。当事者団体は療育システムの一翼を担う機能をもっていますので、特にダウン症のように体験の共通項が多い場合には、ある時期に一度話を聞いてみたらというように紹介していただくことは大切なことといえるでしょう。たとえばダウン症協会には、ダウン症のある子どもだけを母集団にしてつくっている母子手帳や健康管理手帳のようなものもあります。ダウン症のある子どもの平均で成長曲線が描かれているので、自分の子どもの育ち具合がわかり、保護者の不安も少なくなるでしょうし、健康管理に対する保護者の関心の高まりにつながっていくように思います。

最初期のケアについて

最初期のケアで大切なのは、なるべく早い時期に子どもとふれあう場をつくってあげることです。お父さんに対しても同様です。小さく生まれてＮＩＣＵ（新生児集中治療室）などに入らなければならなかった場合には、あとになってからでよいので、生まれたときはどんな気持ちになったか、最初に赤ちゃんを抱いたときにはどのように感じたかなど、支援者は機会があれば聞いてあげてください。

出産当初の段階では、看護スタッフの固定制が必要だと感じます。良心的な病院ではダウン症などのあるお子さんが生まれると、対応力のある看護師さんが担当について毎日顔を出してくれます。窓口になる人とつながっていれば、不安な気持ちも含めて自分の思いを吐き出しやすくなりますね。ところが担当者が入れ代わり立ち代わりの状態では、自分の気持ちを話せる相手が見つかりません。あとになって子どもとの距離感がつかめず、心理的な関係性に揺れているという親御さんに聞いてみると、病院で決まった担当者がいなかったため、自分の思いを伝えられずに子育てを手探りしてきたというケースが多いようです。支援者には、保護者の最初期の環境がどういうものだったかということに耳を傾けていただくことも有用だと思われます。

子どもと過ごす時間を多くとることはもちろんですが、初期の段階で両親がともにきちんと子どもと向き合う時間をどれだけつくれるかが重要です。学童期になって保護者に子育ての話を聞くと、この時間が少なかったというケースでは、両親のどちらかに育児負担が偏っていたり、子どものことで悩んだときにパートナーに相談できない関係であることが多いのです。日本にはまだ離島部が多く、ダウン症のある子どもが生まれると、早期療育などのサービスを求め母親が赤ちゃんを抱えて本土に渡ってくるという事例が少なくありません。そうなると両親というユニットが完全になくなってしまい、後々、家族のあり方に大きなとげを残すことになってしまうケースも見られます。できる限りたくさん、両親で子どものことに向き合う場をつくっていただきたいと思います。

第4章

出生前診断をめぐって

「おなかの赤ちゃん」の診断

おなかの赤ちゃんの診断は出生前診断とか出生前検査と呼ばれています。

羊水検査はもっとも早く実用化されたもので、羊水穿刺《せんし》といって、子宮に針を刺して羊水を吸引し、そこで得られた細胞をもとに染色体や遺伝子異常の有無を調べます。赤ちゃんは羊水の中で新陳代謝を行っていますから、一定の期間が経てば古くなった細胞が羊水の中に浮いています。そこで入手した細胞が体細胞であれば核があり、核の中にはＤＮＡの情報が全部つまっていますから確定的な診断ができることになります。ただ問題となるのは、そのためには赤ちゃんがある程度育っていなければならないため、実施できるのは妊娠の中盤にさしかかった時期であり、さらに採取された細胞の培養期間に２週から４週という時間がかかることでした。

日本の母体保護法では人工妊娠中絶ができる期間を21週までと定めています。その時期までに胎児を外に出してしまうと自力で生命活動を維持できないため、結果的に生きていくことができませんが、その時期を過ぎると出てきた子どもが生きていく可能性があるため、その場合には生命活動を止める処置を施さないといけないという理屈が背景にあるわけです。

そうなると、羊水検査を行える時期はぎりぎりで、しかもおなかの赤ちゃんに遺伝子異常が見つかった場合には、人工妊娠中絶するかどうかをあと2週間で決めてください、というような状況になりかねません。その期間をどれだけ早められるかということで技術開発が続いてきて、もう少し早い時期に行える絨毛《じゅうもう》検査というものが出てきました。胎盤の一部である絨毛を採取するのですが、羊水検査と同様、母体に対しての負担が大きいことから、どちらも覚悟のいる検査だといえるかもしれません。

その後、母体血清マーカー検査が登場しました。妊婦の血液を採取し、その中にあるいくつかの物質の構成比を調べるとダウン症と二分脊椎の確率がわかるというもので、直接的に胎児の細胞を採取せずに診断できるので安全だといわれました。そのあとに超音波の画像診断が出てきますが、これは今や出生前診断という以前にサービスとして、産院によってはおなかの赤ちゃんの超音波画像を記念に渡すところも多いようです。超音波画像診断では浮腫（首の後ろのふくらみ）と頭囲のサイズの比率によってダウン症の確率を判定します。超音波も3D、4Dの時代ですからコンピュータで精密に再生され、かなりの確率でわかるようになってきています。

そして、近年騒動となっている「新しい出生前検査」といわれるｃｃｆＤＮＡ検査が出てきます。これは妊婦の血液の中から胎児由来のＤＮＡの断片を取り出す検査で、胎児の遺伝子の量が通常規定される遺伝子の量よりも多いか少ないかという成分比をはかり、13、18、21番染色体の異常（トリソミー）がわかるというものでした。その結果、ターゲットにされたのがダウン症だったわけです。

今、ダウン症の話をすると出生前診断のことが必ずといってよいほど質問に出ますが、現実にはもうダウン症がどうという段階を越えたところにきています。おそらく数年後には母体血の中から完全な胎児のＤＮＡ情報を取り出す技術が完成するでしょう。現在すでに、有核赤血球検査というものが実用一歩手前の段階にきています。赤血球は基本的に核のない細胞なのですが、胎児の赤血球に限ると初期段階では核を有しています。核があるということは完全なＤＮＡ情報を入手できるわけで、それも母体血から採取できるなら、問題になるのはダウン症どころの話ではなくなってきます。遺伝科学の進歩によっては、たとえば「おなかの赤ちゃんは50歳を過ぎたら一般の人よりも発がん率が3倍に高くなりますが生みますか?」というような状況が迫ってきているということです。こうした発症の可能性、あるいは体質までもがわかるようになったときに、どこで線引きし判断するのかということが、たいへん難しい問題となってきます。

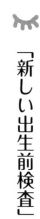

「新しい出生前検査」騒動

２０１２年の8月、大手新聞の一面記事で「ダウン症検査」を日本でも導入、99％の精度でダウン症がわかる……と報道され、「新しい出生前検査」騒動がここから始まっていきました。

トリソミーの異常がわかるというなら、少なくとも他の13、18トリソミーも対象になるのですが、報道はすべて21トリソミー、つまりダウン症に向かいました。なぜダウン症がターゲットにされるのでしょうか。もし理由があるとしたら、ダウン症の子どもが50年、60年という人生を生きるから、ということが考えられます。この検査の衝撃によって、現在生きているダウン症の人たちへの圧力が強まってきました。報道後には、検査関連のニュースが流れるとダウン症の子が部屋にこもってしまうなどという相談が連日、ダウン症協会に寄せられました。これまで、こうした遺伝学的検査では何を対象疾患とするかを決定するまでに緻密な議論があったのですが、今回の検査では、ダウン症は標的にされるほどの重篤な疾患なのか、ということがどこでも問われていません。これまで生物多様性の一つだと国際社会でいわれてきた染色体異常に標的が移ってきたのは、これまでにない大きな転換点だったと思います。

その後、報道での数字が一人歩きし始め、情報の操作としか思えないようなことが起きてきました。99％の精度でわかる検査といわれましたが、この数字は条件がもっともよくそろった場合の確率であって、検査対象グループによって数字は異なってきます。20歳代の妊婦あるいは初産の場合で見ると、50％わかるかどうかというぐらいに確率はおちてくるのです。

もう一つ私たちを苦しめたのは、妊産婦の97％がこの検査に賛成という数字でした。この調査は、ある病院に羊水検査を受けにきた人たちを対象にしたものですが、羊水検査を受けにきたということは、かなりの覚悟を決めてきている人たちだということです。アンケート調査では「こういう新しい検査ができたらどうしますか？」という質問に対して、次のような五つの選択肢がありました。「ぜひ受けたい」「どちらかというと受けたい」「どちらともいえない」「どちらかというと受けたくない」「受けたくない」。回答の結果、「ぜひ受けたい」「どちらかというと受けたい」が37人で、「受けたくない」と答えた人が1人でした。「どちらともいえない」という人が二十数名いたのですが、この回答は無効処理され、結果として有効回答の38分の37、つまり97％という数字が踊り出たわけです。羊水検査を受けにきた人の4割近くが「どちらともいえない」と答えたことのほうがデータとしてははるかに価値があると思いますが、報道されたのは38分の37の部分でした。こうした流れの中で、社会は検査の導入を歓迎しているけれどもダウン症協会は反対している、という図式がつくられていきました。ダウン症協会には匿名で中傷のメールが舞い込み、中には、「娘が医療機関で出生前診断を受けたいと言ったらダウン症協会が反対しているからということで断られた」といった内容もありました。しかし、ダウン症協会は公正な情報の提供とダウン症のある人への配慮をお願いしていただけなのです。

さて、母体血の採血は出生前診断にからまなくても、妊娠管理の中で普通に行われています。検査は母体血の何ccかを検査会社に送るだけでできてしまうので、検査を受けるという心理的なハードルは低くなるものの、出てくる結果は甚大です。覚悟を決めて受けるのと、軽い気持ちで受けて大きな結果をつきつけられるのとでは、妊婦の心理的影響はずいぶん違うだろうと思います。

また、検査を受けておくと安心だと言われるのですが、これには首をかしげざるをえません。実際、この検査でダウン症がわかるといっても、それは知的障害の1割でしかないのです。そもそも知的障害というのは、手帳を取得して障害者福祉サービスを受けている障害者の7％で、圧倒的に多いのは身体障害と精神障害なのです。その7％のうちの1割であるダウン症を排除して安心な子育てにつながるという発想は、今も正直なところ理解できません。

そもそも、生まれてくる価値とはなんなのでしょうか。遺伝子に異常があるというのは生物学的にあってはならないことでしょうか。本当にいけないものなら、とっくに淘汰されているような気がします。これだけくり返しトリソミーやモノソミーといった遺伝子変異が起きるというのは、人類という種が遺伝的な多様性を保つために必要で、何か環境の激変があったときのために遺伝子が準備をしているのではないか、というふうに考えざるをえません。

コラム 人口1000人あたりの身体障害児者数

人口1000人あたりの身体障害児者数を調べたデータがあります。**下図**は、日本を含めた西側先進諸国で調査したものですが、いわゆる資本主義国で医療水準も出生率もあまり変わらないという国々を、同年度で比較しています。少し古いデータで、1980年当時のものになりますが、基本的には今もさほど変わっていないと思います。

日本は25・4人で、視覚障害、聴覚障害、内部障害なども含まれています。割合でいえば学級に一人ずついることになります。ここで驚くのは、国ごとに大きな差があることです。Bの国の78人は日本の3倍強、C、D国はさらに多く、E国では386人と異常なくらい大きい数字となっています。これはスウェーデンなのですが、

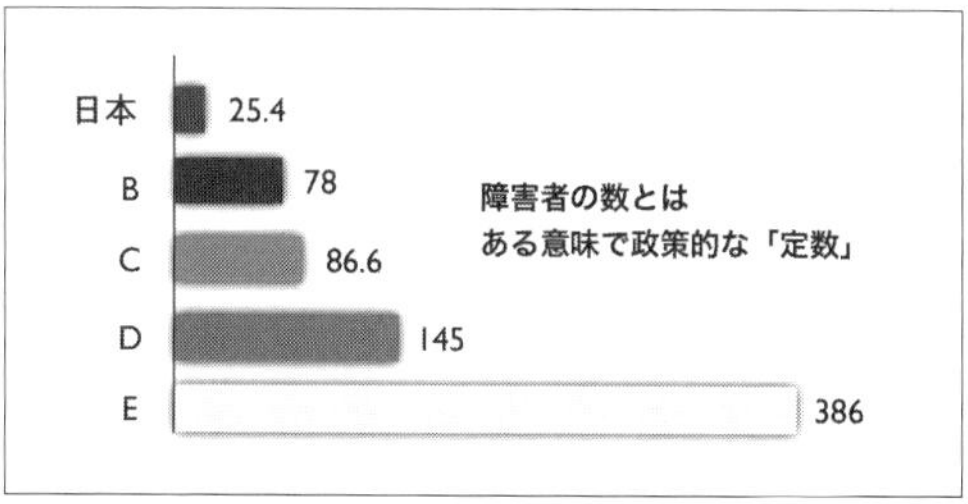

■図　人口1,000人あたりの身体障害児者数

こんなに人数が隔たっているのを見ると、障害者の定義が違うのではないかと考えざるをえませんが、その通りなのです。スウェーデンという国は調査した当時から、障害者に対する福祉サービスの受給と、高齢者に対する福祉サービスの受給の根拠となる法令が同じで、日常生活の中でニーズがある人に対して法律が適用されます。生まれながらの障害でも、後天的な障害でも、加齢による機能低下であってもニーズは同じという考え方なのです。

たしかに日本の状況をみても、怪我をして仕事につけなくなった人、極度の肥満があって階段の昇降など日常生活で困っている人、高齢になって自分の身体がうまく動かなくなった人、交通事故などで後遺障害をもった人、さらには高齢化によってさまざまな身体的機能や心理的機能の低下をきたした人など全部含めると、スウェーデンと同じぐらいの数字になるように思います。つまり、その国に障害者が何人いるかというのは、ある意味では政策的な数字であるということなのです。

さて、身体障害と比べると、知的障害や精神障害という概念に科学的な光があたったのは遅く、近代に入ってからとなります。そこからさらに遅れて自閉症の研究が行われ、発達障害にいたっては、自閉症研究から半世紀後となります。あとになって見つかる障害ほど、本当に障害といえるのかどうか、そのくくりが難しくなってくるものです。連続性の中で障害と健常の区別を考える際、比喩として次のようなお話をすることがあります。「ふさふさした髪が生えているといえばすぐにイメージがわきます。逆にお坊さんのようなスキンヘッドというのも目に浮かびます。ただ、髪の毛が何本から禿げかと問われてもわかりません。でも、それを決めるのが障害者制度なのです。ここからは障害者福祉のサービスが受けられますよ」と。極端なことをいえば、25人分しか予算措置をしていない国では26人目からは健常者となってしまうのです。生物的な多様性自体に切れ目はありませんが、社会として成り立つためには公費を支出する基準が必要になってきますし、そこには文化的に決められた背景もあります。個人の特性もありますが、社会全体の障害者の数をあらわすときにはそういう側面があるということを頭においていただけたらと思います。

さいごに

障害は個性、みんなちがって当たり前だとよく言われます。そのように言い切れる社会があったら、どんなに素敵だろうと思います。でも、現実にはサポートが伴いません。一方、出生前診断が話題になる中で、障害児が生まれたら困るという議論があり、医療機関側は、検査を行うのは妊婦が知りたがっているからだと言います。診断の結果を受けた人が最終決定するのはたいへん重たいことですが、自己決定という言葉がこの領域ではキーワードとなっています。日本の社会で個性とか自己決定といわれる背景には、自分の責任でがんばりなさいという考え方があり、これらの言葉からは、ある種の冷たさを感じることが時々あります。

さて、教育の場をはじめインクルージョンという考え方が広まってきています。これは何を目指しているのかというと、障害のある子どもの問題ではなく、その子たちがいるという事実を、すべての子どもたちが育っていくときの糧としてどう使っていくかという視点が大切だということです。車いすに乗っている子がいたら当たり前のように手を貸す子がいて、知的障害のある子が学級にいたら、チャイムが鳴ったときに、チラッと「あいつ帰ってくるかな」と気にして見てくれる子どもたちが育ってくれる未来であってくれれば、私たちも安心して年がとれるだろうと思います。

最後に、教育に携わっている方々をはじめ、多くの皆様にお願いしたいことがあります。「新しい出生前検査」騒動の際、「僕は生まれてきちゃいけなかったんだよね」という言葉を、何人ものダウン症の青年たちから聞きました。保護者さえ否定しきれなくなっている怖さも感じました。もし傍らにダウン症の人がいたら、「ここにいていいのだよ」と彼らに伝えていただけたらと思います。また、ダウン症に限らず障害についての話題が出たときに、一つの意見にこだわらず、どんな考え方ができるだろう？　というように広く投げかけていただけたらありがたいです。

玉井邦夫

神奈川ＬＤ協会
子どものこころと学びの相談

おかしくらぶ

主な相談の内容

- 保育所や幼稚園、学校でうまくいかない
- 学校に行きたくない、行かない
- お友だちとの関係で悩んでいる
- 上手にお話が出来ない
- 不安感が強い
- 落ち着きがない

- こだわりが強い
- 反抗的な態度をとる
- 読み書きのつまずきや算数など
- いじめられる、いじめる
- 学習や学力について気になる

ようこそ「おかしくらぶ」へ！

丁寧でベストな支援を行うために、子どものこころと学びの相談の場「おかしくらぶ」を立ち上げました。そして、この「おかしくらぶ」で支援を担当していくプロフェッショナルな専門職集団「チーム・ザ・職人」を結成。子どもの健やかな成長と発達を願い、今、必要なことを、ご家族の皆さんと一緒に考えていきます。

「おかしくらぶ」のつかいかた

まずはお電話にて、「子どもと親の初回相談」の予約をお取りします。ご利用の流れについては、左記をご覧下さい。

「おかしくらぶ」が目指すもの

おかしくらぶは、子どもの長い人生の中で、ほんの一瞬のかかわりでしかありません。でも、たまに来るおかしくらぶで選んださまざまなおかし（「チーム・ザ・職人」の支援プログラム）が、子どもたちにとって、ニッコリ笑顔の種、学ぶことを喜びと感じる種、スッキリこころの種になって、いつの日にかあったか～い幸せの花が咲いていく…、そんな素敵な場所と時間を提供していく「おかしくらぶ」を目指していきたいと思っています。

〈チーム・ザ・職人とは〉……発達障害支援や特別支援教育に携わる十数名の専門職で構成されています。その職種は、臨床心理士、臨床発達心理士、保育士、大学教員、作業療法士、小学校教員などです。一人ひとりの職人の技と知恵を結集し、多面的で豊かな支援を展開します。

対象：幼児から成人まで

●ご利用の流れ●

今、必要なことをお母さんやお父さんたちご家族と一緒に考えていきたいと願う、
「チーム・ザ・職人」がプロフェッショナルな支援を行います。
子どもの “今” と丁寧にかかわりながら、
子どもの “これから” を確実に広げていきたいと思います。

子どもと親の 初回相談 90分

・お母さん、お父さんのお話を聞かせてください
・課題あそびなどを通してお子さんとかかわります

お越しいただく方 **保護者の方とお子さん(ご本人)**

※同じ日時にそれぞれ別の部屋で行います
※保護者のみでも可、お子さんは別の日でも可

↓

おかしくらぶ チーム・ザ・職人 職人会議

「チーム・ザ・職人」が、お子さんの“今”を捉え、“これから”を検討します。
(内部での支援計画検討会議)

↓

ご提案 45分

お子さんの“これから”の可能性を広げていくために、“今”必要なことをご提案します。

お越しいただく方 **保護者の方**

↓

おかしくらぶ 開始

いよいよ「おかしくらぶ」のはじまりです。

お越しいただく方 **お子さん（ご本人）**

●はじめてのおかしくらぶ　　料金25,000円
※料金に含まれるもの：上記の「初回相談」・「職人会議」・「ご提案」

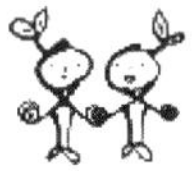

●おかしくらぶ（１回60分）
料金 8,000円（一般）または　6,000円（会員）
※諸検査実施の場合は追加料金が発生します。
※相談料補助制度のご利用も可能です（利用制限あり）。

お問合せ

神奈川LD協会　おかしくらぶ予約受付
TEL：045-984-7910

■プロフィール

玉井　邦夫（たまい・くにお）

1959年生まれ。東北大学大学院修了後、情緒障害児短期治療施設にセラピストとして勤務。その後、山梨大学教育人間科学部に着任し、大正大学人間学部臨床心理学科教授、公益財団法人日本ダウン症協会代表理事など歴任。著書に『学校現場で役立つ子ども虐待対応の手引き 子どもと親への対応から専門機関との連携まで』（明石書店、2007）、『発達障害の子どもたちと保育現場の集団づくり 事例とロールプレイを通して』（かもがわ出版、2009）、『ダウン症の子どもたちを正しく見守りながらサポートしよう』（日東書院本社、2012）など。2021年12月31日逝去。

LD協会・知識の森シリーズ２

本当はあまり知られていないダウン症のはなし

ダウン症は「わかって」いない

発行日　2015年8月21日　初版第1刷（3,000部）
2016年6月23日　第2刷（3,000部）
2019年9月19日　第3刷（2,000部）
2023年2月1日　第4刷（2,000部）

著　者　玉井　邦夫

発　行　神奈川LD協会（公益社団法人神奈川学習障害教育研究協会）
〒226-0025　横浜市緑区十日市場町801-8
ホーメストプラザ十日市場東館2階
TEL 045-984-7910　FAX 045-981-5054
https://kanagawald.org
e-mail：info@kanagawald.org

発　売　エンパワメント研究所
〒201-0015　東京都狛江市猪方3-40-28 スペース96内
TEL/FAX 03-6892-9600
https：//www.space96.com
e-mail：qwk01077@nifty.com

編集・制作　七七舎　　装幀　石原雅彦
印刷　シナノ印刷

ISBN978-4-907576-38-7